Donna Williams
ドナ・ウィリアムズ著
Takahiko Kawate
川手鷹彦訳

自閉症という体験

失われた感覚を持つ人びと

誠信書房

言葉を感じることができるので
言葉を話す必要のない
我が友「ティム」のために……

そしておそらく
悟性*にかかわりきることが
もともとなかったために
悟性を失うこともなかった
父と祖母の想い出の中で……

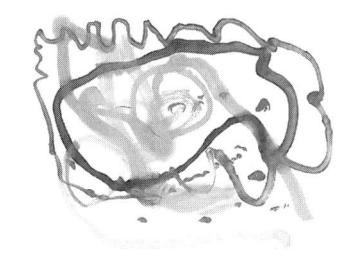

私は彼らに、置き去りにされた世界を示した
彼らはその不完全な像を見た
私は彼らに自我《エゴ》以前の自己《セルフ》を差し出した
彼らはそれを手でさわらず、しかし感じた
私は彼らに、昔の話し方で語った
彼らはそれを聾者《ろうしゃ》の耳で微かなささやきとして聞いた
私はすべての事物が平等であるという現実を共有した
彼らは不平等さの中にいながら
平等である現実を、概念抜きにわかろうとした
私は彼らが踏まなかった進化の道を示した
彼らは隔てられ
そして「正常」「現実」「人間らしさ」が疑いもなくそこに実在することは
もう二度とあり得なかった

＊訳注　本書における「悟性」という用語は「解釈」文脈によっては「知性」と置き換えて読んでいただいても結構です。

まえがき

これまでの私の著書、まず自伝的連作[1]である『どこにもいない誰でもない』[2]、『どこかの誰か』[3]、『盲人にとっての色彩のように』[4]を読んだ方、また小冊子『自閉症、内から外へ分け入ること』[5]、そして詩と散文集である『ただの何かではない』[6]を読んだ方でさえ、本書がそれらの本の間にうまく収まるのか、疑問に思われることでしょう。この本は、自叙伝と自閉症と芸術のどこに落着くものでしょうか。

自伝とは、最も私的で個人的な経験を辿って描かれた学びと体験の画集《イラストレーション》です。優れた自伝とは、起こったこと、外的な事実をありのままに書いたものでもなければ、その人間が実際にしたことに対して、一体どうすべきだったのか、あるいは一体どう感じどう考えたかったのかと、困惑させるものでもありません。優れた伝記とは、その人の存在の核に一～二度立ち寄ってみるというようなものではなく、直《じか》に触れるものです。そしてその核を感じ、体験し、またできれば理解もするものです。優れた自伝の記述は、事実や経験が、表層を打ち破って他者に伝わるのです。つまり、自分の中で起こっていることがあたかも他者の中で起こっているように捉えられ、また他者の中でのことが自分に起こっているように捉えられるところにまで、到るのです。本書は自伝として書くつもりではありませんでしたが、上述したことのいくらかでも持っているように望んでいます。

自閉症《アウティズム》は他者から見える行為をまとめて記した札《ラベル》であって、内なる現実について記述したものではありません。札《ラベル》としての自閉症は状況に応じてその程度を上下させ、様々に顕れては消え、そして再び顕れます。言葉を換えて言うなら、たとえ自閉症であることが明白でなくても、自閉症の札《ラベル》を便宜上つけることができるのです。様々に顕れる見せかけが人を惑わせ欺《あざむ》くように、実際の体験がないところでも、この札《ラベル》は顕れることができるのです。それゆえ自閉症という言葉は、糸くずよりも実在感がなく頼りないのです。そこで私はこれまで常に、この言葉を使う際には括弧付きで、つまり自閉症ではなく「自閉症」と表記して、見せかけの頼りなさも表すように心がけてきました。体験としての「自閉症」は、自己統合《アイデンティティ》[7]と個性と環境と経験、そしてその経験を統合し理解するための技能、それらの大変複雑な相互作用を記述するものです。「自閉症」とは単に、人間の内面性の「正常さ」を、ボリュームを上げて聴かせているだけのものです。私たちはみな周囲の世界の扱いについて、あまり気づいていない瞬間、あるいは気づき過ぎている瞬間を、体験したことがあります。あるいは、自分の関わっている人間関係にあまりよく気づいていない瞬間もあれば、余計に気づき過ぎて却ってその関係がうまく機能しなくなってしまう瞬間もあります。私たちはみな、自分の身体にほとんど気づいていないことも、それどころか身体から抜け出していることさえありました。あるいは自分の身体の中にいることをよほど強く感じ、その重みに打ちひしがれるあまり、極めて危険な状態になって、そこからどうしても逃げ出したくなり、外《はず》れたくなり、消えてしまいたくなるときもありました。私たちの誰もが、何のために、なぜそうするのか、何をしているのかわからなくなることがありましたし、あるいは頭の中が現実から遊離してしまって混乱し、突然白昼夢から揺り起こされるほどにまでなってしまうこともありました。更にまた私たちの誰もが、気づき過ぎるために、圧倒されんばかりに物事を極端な細部に到るまで受け入れてしまうこともあったのです。私にとって「自閉症」の体験とは、以上に述べた現象それ自体というよりは、むしろそれらの現象がどれほど繁《しげ》く体験され、その体験がどれほど極端であるのか、ということです。そしてそれらの体験が、自分自身をいかに表現し内的世界と外的世界とに自分自身をどう関係づけるかということに及ぼす影響の、強弱の程度のことなのです。つまり事は、上述してきたような状態にある場を、あなたは訪れるだけなのか、それともそこに住んだことがあるのかにかかっています。この意味において、本書は「自閉症」についてではなく「自閉症」による開明について著したのです。

芸術とは何かを伝える能力のことであり、人はその能力によって他の人びとに何かが伝わるように望むのです。芸術とは、言葉のみで表現するよりも簡明な方法で感情や経験を捉える能力のことです。芸術は人を経験のただ中へと連れてゆくのであり、外からその経験について話して聞かせるのではありません。芸術は悟性[8]だけでなく感覚をも表現する、間接的な言語です。芸術は悟性によって閉じられたいくつもの扉を、開けてはいってゆく道を見つけることができます。良書とは、必ず何らかの芸術的な要素を含むに充分豊かな魂を持っているものです。

目　次

序

これまで一度も知り合いになったことのない人同士が、何となく前から知っているような気持ち[1]を持つことがあります。とある家を訪れて中にはいった途端、その家の「気持ち[2]」のようなものを強く感じることがあります。廊下や部屋のインテリアや飾り付け等は、その「気持ち」とは別の、全く違う雰囲気や印象を醸《かも》し出しているのに……。ある人の話すのを聞き、また動作を見るとき、その話しぶりがいかに如才なく、立居振舞いがいかに見事であっても、表面的な言葉や所作には顕れてこない何かを感じ、何だか「そぐわない」と感じることもあります。ある場所にある時間までにどうしても行かなければならないと思っているのに、そのようなときにかぎって様々な介入や不測の事態に巻き込まれ、結局自分の意に反して動かされたようであるにもかかわらず、後から考えてみれば、そうなることが必然で「正しい」ことであったと納得してしまうこともあります。あたかも内的な知なるものがそちらへと導いてくれたかの如くに……。ところがこのような出来事は「偶然の一致」や「運命」などという言葉で片づけられてしまうのです。体調を崩して自分は周りから取り残され強く抑圧されているように思い始め、見せかけの自分を失って「衰弱」し晒されて無防備でいるように感じるとき、これは「病気だ」と自ら判断したにもかかわらず、実はちょうど快方への向かい始めだった……などということもあります。

以上のような経験は、「見かけ」と「実在」という相反する二つの世界が向き合い、あるいは衝突している様子です。こんなことが起きたときほとんどの人は、それまでに訓練され、躾《しつけ》られたようにするでしょう。すなわち「実在」の感覚はことごとく無視し、「見かけ」に頼ります。言い換えれば、解釈という学習システムに頼っているのです。ところが「見かけ」を越えて自らの感覚するものを無視できない人びとにとって、このようなことは、怖ろしく、はらはらさせられ、惑わされ、受け入れ難いことである一方、これらの経験が「未知のもの」に見えつつも、何とはなしに知っていることのように思えるのです。あたかもこれらの普通でなく稀な経験が、記憶のできる時点よりもはるかに遡《さかのぼ》って、かつては違和感なく自然に経験されていたかの如くに。

このように、知るそして深く知ると感じる気持ちは、出会って数秒、まだ実際に「知り合う」ことなしに起きてしまうこともありますし、それに伴って「故郷へ帰る」と感じることもあります。そしてたぶん、正《まさ》に「故郷」なのでしょう。たぶんこの気持ちは、はるか以前、諸々の感覚が周囲の世界へ向かって初めて目醒めた人生の夜明けから、訪れたものなのでしょう。

たぶんこの気持ちは、悟性の始まる以前のことでしょう。そして悟性から発達した自己本位《エゴティズム》の性向は、その悟性を捻じ曲げ、ときには私たち一人ひとりが生まれながらに持っている自由で歪みのない内なる自己を抑圧してきたのです。たぶんこの気持ちは、悟性の始まる以前に起きたものですから、窒息するほど抑えつけ否定しても、知的な次元《レヴェル》でそれを説きつけることはできません。そして遂にこの気持ちが「私」[3]と呼びならわされるものに服従したとしても、そして人生最後の瞬間に至るまで抑圧され続けるにしても、いつかこの気持ちはその抑圧を打ち破ります。私たちが肉体を離れるのは、「見かけ」としてではありません。私たちが肉体にはいったときに私たちであったもの、すなわち「実在」として、私たちは肉体から去るのです。

　たぶんこの気持ちは、言葉を使うよりも、考えるよりも、解釈するよりも、何かと競うよりも、意識的悟性に頼るよりも、そして自己の主体的統合《アイデンティティ》よりも、以前からのものでしょう。すべての新しい体験が等しい価値を持ち、未だ物事の差異や優劣を区別することもなく、諸領域を分ける境界や上下の階級についての常識も確立していない頃のこと。境界も限界もなく、人すなわち「世界全体」で〈在り〉、そしてその世界で体験されたことはすべてその人に分かち難く共振する一部で〈在り〉、切り離されたひとつの実体としてその世界を探検調査する必要のない頃のことです。

　もしも家という感覚、どこかに属する感覚、平等と調和の感覚がこれまでに存在していたとするならば、それはここにあるのです。というのも「実在」とは、私たちが世界へはいってゆくときに共に在る家のことで、「見かけ」とはなかったところにこれからどう建てるのかを学ぶ家についてのことなのですから。にもかかわらず、大多数の人びとにとっておそらく「実在」は生まれたときから放棄され始めるのです。そしてことによると、さらにそれより早く放棄がされてしまう人もいます。ほとんどすべての人において、「実在」は感覚を制御し限定しようとするやいなや、過ぎ去ってしまうのです。それは人が考え始め、言語によって系統立てられた表現をし始め、相対的な重要度や個人的な重要度に応じた差別や階級づけをし始めるときのことです。そのとき人は、感覚システムから解釈システムへと移行するのです。

たぶんこれらの原初的体験は、何が大切かという常識が確立するために物事の解釈や意味づけが始まるとき、木の葉が風に舞い散るように少しずつなくなり始めます。すると解釈は、大多数の人びとが「正常」と呼ぶものへ向かう道になるのです。それは、人間が動物とは別の存在であると自分たちに思い込ませるために、学習され社会的に造られた道です。それなのに、皮肉にも多くの人の人生はあるときは大げさに、あるときはそれほどでもなく、しかし結局何かが欠乏していると感じることに費やされてしまいます。そして彼らは、意識的または無意識的にその「欠乏感」を何とかしてもみ消そうとするか（保守性）、そこから注意を逸《そ》らそうとするか（無視）、あるいは欠乏している何かを自らのために、そして自らの中に捜し出そうと努めます。そして捜しているものとは、世界に属しまた世界と一体であるという感覚、純粋で平等で自由である感覚、すなわち見知らぬ人と意識的に「知り合おうとすること」なしに、なぜだかすでにその人を「知っていた」感覚です。いや、おそらくそれ以上のことでしょう。ここには神についての問い、自分というものについての問い、そして「生命」という「現実《リアリティ》」の本性と意味が横たわっているのです。

第1章　起　源

あなたがあなた自身のことを体験しようとするときには、自分が今いる場所や手に持っているもの、そしてそのとき一緒にいる人も、同時に体験することができます。そしてあなたはたぶんそのことに対して何の疑いも持たないのではないでしょうか。人は大てい「自分」と「他者」を同時に体験できる世界に住んでいます。ところがときおり彼らも、自分がどこにいるのか、誰といるのかわからなくなり、あるいは人前にいるということすら見失ってしまうことがあります。

たとえばあなたは周囲に人がいたことに少しも気づかず鼻をほじり始めている、いわば世間というギアをはずして、〈自分のみ、他者なし〉モードに没入しているのですが、そのとき突然あなたは伏せていた目を上げ、恥ずかしさに顔を赤らめ自覚するのです。

誰もが次のような体験もします。別の誰か、心惹かれる物、また圧倒されるような周囲の様子に完全に捕われてしまって、そのとき一体何を考え何を感じていたのか、そしてなぜそこにいたのかも想い出せないような体験です。そのときあなたは〈他者のみ、自分なし〉モードに没入していたのです。あるいはまた、このようなときもあります。あなたは忘却の淵に立ちつくし、茫然自失の状態であなた自身にも気づかず、あなた以外の何者にも気づくことがありません。これが即ち〈自分なし、他者なし〉状態です。

これらの場所は、いずれもあなたがきっと訪れたことのあるところです。あなたはたぶん、いつそこで過ごしたのかを覚えてはいないでしょうけれど……。けれども私たちはみなそこに住んだことがあり、そのままそこに住み続ける人もあれば、別の場所に移りつつも、まだ片足をもといた場所に残していて、言うなれば「両世界共に足を踏み入れている」人もあります。

これら異邦の地、自分のみ他者なし、他者のみ自分なし、自分なし他者なし、の王国[1]に住んでいる人がいます。あるいはまた、休みなく二つの世界を跳び移って行き来しているけれども、けっしてその二つの世界、自分と他者の両感覚を同時には持つことのない人もいます。どちらであれ、ひとつの王国から逃げ出すことのできない人びとは、あるときは気がおかしいと思われ、また発達遅滞であるとか、異常者、変人、退屈すぎて気にさわる者などと言われ、もしいくらかよく見られたとしても、せいぜい「創造的なタイプ」と呼ばれるくらいなのです。もしもこのような人たちが、ひとつの王国から逃げ出すことができないまでも、観光ヴィザは取得済みで、そのひとつのモードから別のモードへと旅することができるならば、彼らは人を怯《おび》えさせることから智恵を呼び醒ますことまで、特別な存在として尊敬されることから奇天烈《きてれつ》な人間だと気味悪がられることまで、いろいろに見られるでしょう。私たちはみな、時によってこれらのうちのいずれかの状態になっていることがあるのです。ただし、ここで述べている人びとは普通とは程度が違うのです。彼らはほとんどあるいはすべての時間そこにいて、主にそこにはない社会的な世界に出入りするのです。これら別の王国に住んでいる人たちは、大多数が共有する知覚可能な世界を訪れるための観光ヴィザを持っていようといまいと、通常は感覚システムを守った人びとか、そのシステムを修得した人びとです。

感覚システム

あなたが誰か別の人のことを考察するとき、あなたは通常彼らのことを、純粋に感覚のみに働きかけるものつまり感覚的印象の集合体として見てはいないでしょう。大多数の人びとは、彼らの相互体験に悟性を持ち込みます。彼らは体験を解釈します。

飲酒による酩酊か薬物摂取のない限りは、ほとんどの人は感覚を無視して解釈しています。彼らは自分たちのことを、繊維状の筋素材による柔軟な肉の組織や、様々な色になって顕われ液状に動きまわる球体と共に居るものとしては知覚していません。彼らは感覚すべき内容を適当にごまかして言い繕《つくろ》います。そして、生命それ自体をその在り方そのまま直《じか》に見ることができず、文字に表現された名まえ(2)として知覚し、肉や髪や目と呼ぶ言葉がつながり合いまた寄り集まって人間というものが形成されていると、理解するのです。

大多数の人びとは、文字になった名まえを越えて、意義・重要性の知覚に到ります。彼らは自分をただ単に人間たちの中にいるとは判断しません。そうではなく、自分が見知らぬ人びとの中にいるのか、それとも既に時を共有した者たち、親戚や友人の中にいるのか、を判断します。

大多数の人びとは、対象物を知覚するときに、それらのざらざらした様子、つやつや、ピカピカ、スベスベした具合や、色あざやかだったり、くすんだりしている状態を見過ごしています。それらの滑らかさや、木目《きめ》の粗さ、ひんやりとした感じや、織物の織りの手触りを体験し損なっています。それらがちりんちりんと鳴り、ドタンバタンし、叩けばトントン響く音を聞き逃しています。それらの甘さや香り高さ、また化学的に合成されたような味や匂いを、味わわず嗅ぎ分けずに終わらせます。それらのしなやかさや固さ、それらにかぶりつきまたぶつかったときのはね返す力を感じ取らずに済ますのです。大多数の人びとは、対象物の形態・状態を知覚する前に、その対象物を体験します。彼らはありのままの感覚をさっさと通り過ぎて名まえにこだわるようになり(2)、対象物の材質がガラスか、木か、金属か、紙か、プラスティックかと、名称で体験するだけでなく、それらを越えてその意義へと到ろうとします。すなわち、それが料理の材料なのか、装飾品なのか、隣人の持ち物なのか、よく手入れや掃除をしておくべきものなのか、等々……ということです。

大多数の人びとは、目の前に顕われた生き物や身を寄せてくる愛玩動物についての感覚内容を見過ごしています。黒くて繊細な何本もの足の素早くスタッカートのような動きを知覚せず、ただそれが蜘蛛の足だと理解します。そればかりか、その知覚を抜きにして、その蜘蛛がどこへ、あるいは何に向かっているかを見るのです。彼らは、赤に黒い斑点のつやつやして固い半球状の面の下に、小さな黒い幾本かの足が素早く動いているのには目を向けず、それはてんとう虫であると知覚し、そして幸運の印だと考えるかもしれません。また彼らは、絹のように滑らかで均整のとれた細身が伸びて、それが特定の接触や知覚をすると「ゴロゴロ」という音を発することは気に止めず、それは撫でられたときに反応している猫のことで、その上ことによるとその猫は、彼らの猫であるとか、餌をやっていないとか、今は家の中にいないでくれとか、そこいら中大切な書類の上を歩き回っている、などと思うのです。

ここに「他者」として知覚した体験を納得するにあたっての、三つの部分が存在します。すなわち感覚内容そのもの、名まえをつけること、そして意義づけをすること、です。

「何」から「なぜ」へ

感　覚

幼年期のはじめから半ばにかけて私は、本来なら櫛《くし》であるはずのものを手に取ると、それが平らで固い形をしていて、歯で弾《ひ》き鳴らすことができ、柔らかな面に押し当てれば微妙に跡をつけることができるものとして、扱っていました。私は櫛を、梳《と》かすという機能的な目的として知覚せず、感覚のみで捉えていたのです。それは歯に当てて走らせると、「カリカリ……」と音を響かせる楽器でした。私はほとんど常に感覚の中に生きていました。

安全ピンとして知られているものは固くて形を変えるのは難しく、弾力性があって短い素材であり、曲げることができ、噛めば金属の感触が口に広がり、あるいはそれをたくさんつなげて（なるべく数珠状につなげ、まとめて繰《あやつ》り易いようにして）耳のそばで振れば、繊細で耳をくすぐるようにちりちりと鳴りました。

いわゆるエナメル靴として知られているものは、黒く滑らかで、柔軟でピカピカで、そしていかにも舐《な》めてもいいような表面をしており、しようと思えば噛んでなんなく容易に歯型を残すことができました。

シャンデリアは感覚の相互作用の結晶でした。見た目に戯《たわむ》れ合う色の煌《きらめ》きがあり、もしそれらの色を発している滑《なめ》らかでかつ固い（ガラスの）かけらが触れ合えば、チンチンという音が響いて、視覚によるイメージが、連動する聴覚を呼び起こします。

最近この感覚内容を引っぱり出して頭上の巨大なシャンデリアを見上げたとき、以前私を襲った体験である、あたかも薬物《ドラッグ》を摂取したときのような恍惚感に浸《ひた》されたことを想い出しました。それが何かと問うならば、「神と溶け合う」ような体験を呼び醒ましたのです。なぜなら私は正に絶対的な純粋さと無我の心で、対象物の感覚的本性と共振し、その結果抗《あらが》うことのできない熱情《パッション》に自らを溶け込ませ、美そのものの一部となることができたからです。それは帰属することにおいて、また「共にある」ことにおいて、究極でした。この感情は、まったくやむにやまれぬもの、のめり込ませるものでした。そしてこれに比べれば、解釈の世界からの誘《いざな》いは、青ざめて、弱々しく、無意味で、異質で、報われにくいものにしか見えませんでした。

文字を使って名まえをつける……

幼年期の半ばから後半にかけて私は、砂が手から落ちるときにその一粒一粒を手触りで区別することによって、それらの粒の輪郭やざらつく音や木目《きめ》の荒さを知ることを跳び越え、今や「砂」と名づけられた文字を見て理解することに移行しました。私は名まえの中で生きることを始めたのです。ただし誰かが、砂はみな巨大な機械によって造られたものだと言って、私の口に含ませて確かめさせたとき、私はそうすることに全く違和感を覚えませんでしたし、他に砂の起源がある可能性など考えもしませんでした。名まえによる理解はしても、意義づけは欠落していたのです。そこに「疑う」ということはありませんでした。私は他人によって考えられた結果を経験に持ち込んで「砂」という概念を持つことになりましたが、自らの悟性を使うことはしなかったのです。

二十代の後半になっても、私は名まえの中に住んでいました。アルミホイルが巻かれた内側の、ボール紙でできた筒を見せられたときのことを想い出します。私の注意は、筒の断面に見られる年輪のような円環に向けられました。そしてそれを見れば、このボール紙の管《くだ》が何歳であるかわかると教えられたのです。私はそれ以前既に、木々の樹齢について聞いたことがあり、そしてボール紙の原材料は木なのであるから、筒の樹齢というのも完璧に論理的なことであるように思えました。ボール紙の筒には五重の年輪が巡っており、かくしてそれは樹齢五年であると思ったのです。

十五歳のとき、私は初めて職につきました。私の仕事は、毛皮のコートにボタンホールをつけることでした。私は親方《ボス》が、毛皮を裏返してから穴を開ける様子をよく見ていました。親方は、彼のしたとおりに行うように言うとその場を去りましたので、私は見たとおりに毛皮を裏返すと穴を開け始めました。親方が戻ってきてみると、ボタンホールは後ろの飾り布のところにも、衿《えり》にも、袖《そで》にも、そこいら中についていていました。私はボタンホールを名まえとしては理解していました。しかし、その穴の機能としての重要性や服飾《ファッション》的な要素を考慮に入れての実践は、未だ私の身には起こっていなかったのです。

それどころかつい二年前、三十一歳のときにもこんなことがありました。あるときパーキングスペースに車を入れると、「二時間以内に戻るべからず」と書いてありました。そこで私は車を止めると、それから二時間たつまでここに戻ってこないように暇をつぶすことができるかどうか、考え込んでしまったのです。要求された二時間を満たすためにあらゆることをし尽くしてしまうと、私はおそるおそる車のところまで戻り、もしもまだ二時間過ぎていないのに車に乗り込んでしまったら、罰金を科せられやしないかと案じました。私はこの大切な問題を、そこにいた交通巡査に確かめようと決断し、もしも今車に乗り込んだらどうなるか訊《たず》ねました。私が巡査に、車を離れてどのくらいたつか時間を計っていたかどうかを聞くと、彼は私が冗談を言っていると思ったようです。私は注意書きのことを言い、私が二時間以内に戻ってきてしまっているなら、何かまずいことになるのかどうか心配していると説明しました。すると彼は、注意書きの意味するところを教えてくれました。それは、いったん駐車した車がそこから走り去ったなら、二時間以内に再び元のところに戻って駐車をしてはならない、ということでした。

……そして意義づけへ

三十二歳のとき、私はついに名まえの世界から意義づけの世界への移行を成し遂げましたが、それは大変衝撃的でした。それらの衝撃的な事件のうち最も印象深かったもののひとつに、次のような単純な出来事があります。私は自分のカップを、他のカップとともに、私が理論上ティー・ワゴンと理解していたところに置いていました。そのときもワゴンに私がカップを置くと、ワゴンの棚が少し動きましたので、私は棚板の下に手を入れて持ち上げようとしました。そして木の軋《きし》む音がすることを、これまでもそうするたびにそうだったように、期待しました。そのとき私は実感しました。棚板を動かすことができるのは、それが〈再〉動可能で何度でも取り外しが利くからであり、再動可能で何度でも取り外しが利くということは、それをきれいに掃除することもできるのだと……。私はエイリアンに挨拶されたかの如く跳び退《の》きました。そして過敏になり、私の悟性がそのように思考したことを知って少し恐ろしく感じました。私は、そのとき一緒にいた人の方を向き、今自分はすべての純粋な美しさを失ってしまうような気がする、と話しました。私にとって名まえから意義の世界へと、こんなに急に移動する能力を持ったということは、人生の芸術そのものである感覚を理解するために、私も遂に他の大多数の人びとと同様、相当の苦戦を強《し》いられるのだ、ということを意味していたのです。

事物の意義をこのような方法で自然に知覚する能力はまた、当然自己統合《アイデンティティ》をするときに、大きな役割を果たすことになります。もしも知覚の仕方にこうした変化が起こるなら、私もまた、周囲の世界を認知する《アイデンティファイ(3)》ように、自分自身を認知する《アイデンティファイ》方法を身につけなければならないのです。

究極的に言うなら、私たちは、私たちの感覚が働く範囲を越えた存在です。感覚を経由して届くものについて頭脳がする働き以上の存在です。それでもなお感覚や頭脳を越えた「自己」と、感覚や頭脳によって制限された「知覚と認識の働き《メカニクス》」すなわち私たちの中にある感覚と悟性の両システムとは、大変混同されやすいのです。

究極的に言うなら、自己は、外界のものすべてから分離する以前にも存在していました。それらの外界の事物は徐々に「他者」として見なされるようになりました。自己は、身体と悟性に対しての関係の仕方が様々な段階を経てゆく以前、そして身体と悟性についての認知の確立《アイデンティフィケイション》する以前に存在していました。自己は外界に向けて表現される人格の形成される以前、あるいは環境から影響を受けることとなる以前から存在していました。

システム、人格、環境、身体。——自己はこれらのいずれでもなく、かつこれらすべてです。そればかりか、究極的には、自己を認知《アイデンティファイ》させるにあたって存在するこれらすべてよりも、強く作用する力《フォース》です。

私は誰か、と訊ねられたなら、「私はできつつある自己だ」と答えるでしょう。

私たちはみな、感覚の中に始まりました。ここから私たちは徐々に、情報処理《プロセシング》の深い次元《レヴェル》へと向かってゆきます。私たちにとって特別意味を持たない情報を濾過することが上手くできるようになると、それまで何の区別も選別もせずに、「悟性」不在のまま純粋な感覚体験に誘《いざな》われていた私たちは、今や焦点を絞り、それらを選別することができるようになるのです。

ここに到って私たちは、ただ人生をあるがままに体験するのではなく、〈自分自身の〉人生の意味を体験するようになります。私たちは自分が目にするものについて、概念を持ち込み始めるのです。そしてこれらの概念は濾光器《フィルター》となって、人の集まりを、この人だとか、この手元とか、あの口の動きというようにバラバラに見るのではなく、ひとまとまりの「群衆」として見ることを助けてくれます。ひとつの絵を、額縁の文様と輪郭、画布《カンヴァス》の生地、そこここに置かれた色彩というようにバラバラに見るのではなく、ひとまとまりの「芸術作品」として見ることを助けてくれます。そのとき、一つひとつの断片は純粋さを失い、全体を構成する諸部分として混濁し広範な文脈の中に埋没してしまいます。

ときおり、悟性と存在の重みに耐えきれず、自発的に旅に出かける人びとがいます。彼らは、自覚的にせよ無自覚にせよ、自分たちが元いたところへ帰ろうとするのです。薬物《ドラッグ》やアルコールに耽《ふけ》ることによってそこへ連れて行ってもらおうとする人びとがいます。ある人たちにおいては、生物化学的な混乱による身体の変調、あるいは老化現象さえもが、否応なしに彼らをその場所へと連れて帰るのです。

悟性の喪失

七歳のとき私は、人形のおうちを貰いました。私は「それ」が好きでたまりませんでした。——鮮やかな赤で、つやつや滑らかな三角形の「屋根」はプラスティックの中空に造られているので、手を裏返しにその上を爪の表面が当たるようにして撫でるとカラカラと素敵な音がするし、互いの溝で組み合わさった硬く四角い白「壁」は、滑らかな木の感触でトントン鳴るし、様々な色と形を持ってよくしなう「人形」と「家具」は、プラスティック製でしゃぶるに手頃な形でした。私はそれらの構成部分を分解して、完全に濁りなく澄み切った水のように純粋な断片を創造するために時間を費やしました。屋根と壁と家具と人形は別々にしておきました。後には壁を使って区切りにし、家具を種類《カテゴリー》別に分け、人形たちはみなひとつの種類《カテゴリー》としてまとめて、家具とは別にしておきました。たった一度だけ私は、交ざり合っていないすべての形をいろいろに組み立てることによって、形がその目的に応じて当然のごとく交じり合ってゆく様子を調査することができました。

最近私はひとりの少年に会いました。自転車を持っているのですが、彼が遊べるのは自転車を成り立たせている部分だけ、ハンドルについている鮮やかな緑のゴム製の握り、車輪の軸から外へ放射状に伸びている銀色のスポーク、黒いゴムのタイヤ、ピカピカの黒い金属製の車枠《フレーム》、あるいは緑色のサドル、だけです。私はなぜ彼がそれを「自転車」として遊ばないのか、訊ねられたのです。そこで私は、「自転車」という概念を体験に持ち込まないので、自転車は「全体」として知覚されない、ということを説明しました。そして提案したのは、そこに何らかの流れとまとまりを与えることでした。スプレーを使ってスポークからタイヤが繋がり、タイヤから車枠《フレーム》、サドル、ハンドルの握りが繋がって見えるように、みな艶消しの黒に塗りつぶして全体の感覚を形成し、そこから「自転車」という理念《イデア》に到るようにしたのです。

これに類したことが最近イタリアでもありました。当地のライオンズ・クラブの会合で講演した後、私は壁掛けを戴きました。その底辺部分は金の房《ふさ》が垂れており、両横は紋織《ブロケード》に縁取《ふちど》られていました。上部には金属の棒が通されて両端は取り外しが利き、その下の多彩な色で織られた繻子《サテン》を支えていました。繻子《サテン》地には文字が書かれ、何かの絵が描かれていました。壁掛けを丁重に受け取るや、私はそれを素早く分解し始めました。紋織《ブロケード》と金の房を外し、上方を通っている金属棒の両端を回してゆるめ、布のへりからその棒を抜き取りました。すべての部分《カテゴリー》を別々に分け、水を隈《くま》なく澄みきらせるようにして、私は今やこの贈り物を、純粋で魅力的、有用で困惑させないもの、に変えたのです。するとそこに初めて、金属棒と取り外しの利く両端の用途、「装飾」としての房と紋織《ブロケード》の用途がはっきりと見えるようになりました。さらに驚いたことには、繻子《サテン》地の上の文字と絵が、ようやく互いの関係性を明らかにしたのです。文字は絵について言及しておりました。繻子《サテン》地に写し描かれた、ある山間《やまあい》の地のことを説明していたのです。確かに私は贈り物を壊してしまったかに見えたでしょう。けれどもこの分解作業によってのみ、私は自分が戴いたものを完全に知覚することができたのです。

ときに以上のような体験は、芸術感覚を創造します。あるいは事物を冷静に知覚し、またその知覚を組み立て直す手助けにもなります。最近、千五百名の人が集まった会合で、私はその人びとを前にして舞台に立っていました。聴衆が言葉を交わし合いながら席に着いてゆくのを、それら一つひとつの動作を分離させて知覚していました。そして私はその状況に圧倒され始めました。ひとりの「人間存在」の動きが、その隣の「人間存在」とどのように悟性的につながっているのか、把握することができなかったのです。他の人なら「群衆」として見ることができるはずのところを、私は、腕、人、口、顔、手、座席、人、目……、という具合に見てしまうのです。他の人にはいちどきに見られるものが、私には一万回もの別々の映像として映るのです。その後突然、私にはその情景が、様々な色に紅葉した葉がひらひらと揺れ動き、それらが色鮮やかに折り重なって「人間樹木」の茂みを形成しているように見えました。そして私は、舞台の暗がりに立つ幹となって、件《くだん》の葉の茂みを上へ外へと導き動かしているのでした。情景は突然まとまり、また美しく見えさえするようになり、私は「人間樹木」なるものの茂みに向かって語りかけ始めました。

悟性の単独行為

人は、経験に対して悟性を働かせますが、そのときにはもはや、発せられている音の響きを「言葉」

として聞き取ろうと奮闘する必要はありません。発生された音を聞くやいなや、彼らは経験に対して悟性を働かせ、「ああ、そうか、言葉だ」とわかり、その概念を持つのです。悟性そのものは、前意識(1)から意識への移行であり、「無作為」な情報の洪水を濾過するための、最も優れた道具を供給します。それがないとこの情報の洪水は、私たちをみな天才と愚か者の両方に同時にしてしまうのです。

ギアを外す

様々な度合いのストレスや負担の許《もと》で人びとは、悟性のギアを外すことができます。――意義づけから名まえへ、さらには感覚そのものへ還って行くのです。ギアを外したとき私たちは、有益で首尾一貫した悟性システムを修得する以前の、置き去りにした感覚システムの中でなすすべもない自分自身に気づくのです。一握りの人たちは、意義づけの王国から離れ、名まえの王国を再び訪れることができます。それは、多くの喜劇役者に見られる悟性です。

能力不足？

発達能力の不足した多くの人びとが、感覚世界で生き、名まえの世界へ向かおうと奮闘します。そしてこのような人びとの内には、社会的認知をしばしばされることのない偉大な芸術家や詩人が含まれています。名まえの世界に住むことにそれほど極端には縛られていず、意義づけの世界へ向かおうと奮闘している人たちもいます。その内には、極めて純粋に数学的思考のできる人や、発明家、ときには生まれながらの喜劇役者も含まれます。かつて大学で何かの率計算をするように頼まれた折、私は相当真剣にこう訊き返しました、「ところで『〜の率』の『〜の』は、計算機のどのボタンを押せばよいのですか」。このような想い出もあります。ある部屋にはいってゆくと、そこにいた人たちが薬草の小枝のはいった油の瓶を見ていましたので、「それは何」と訊ねると、水槽《フィッシュ・タンク》と告げられました。そこで私は瓶の中をしげしげと見つめて訊きました、「魚《フィッシュ》はどこにいるのですか」。

事実、それは正に本性であるかもしれず、あるいはそう演じているのかもしれません。つまり自然に出てくることもあれば、人気のある多くの喜劇役者たちによって演技に取り入れられることもあるのです。ミスター・ビーンを演ずるローワン・アトキンソンや、モンティ・パイソンの性格俳優《キャラクター》、ジョン・クリーズや、ロビン・ウィリアムズなどです。

一握りの人びとが意義づけや名まえの王国を離れ、感覚の王国を再び訪れることができます。ある人たちにとっては、行き交う交通が騒音として、あるいは周囲の会話が雑音として、耐え難い重荷になると、感覚への回帰が起こるのです。また別の人びとにとっては、この過重負担が、アルコールや薬物《ドラッグ》の影響によって、あるいはウィルスや細菌《バクテリア》や真菌類の感染における予期せぬ薬物摂取類似症状によって、起こります。また血液中の酸素やブドウ糖の水準の変動によって、あるいはヴィタミン、ミネラル、ホルモンの均衡が崩れることによって、さらには食物や化学物質すなわち添加物・香料など人工的なものに対するアレルギー反応によっても、この過重負担は起こるのです。十歳頃のことです。私は特定な色のビリヤード・ボールを持っていました。――それはピンク色の球でした。私はその球と共に一時間あまりを費やし、共振する点に到達すると、その色に溶け込むことができました。他の人にとって、これは「精神異常者」に見えるかもしれません。しかしもしも、色とひとつになった瞬間に感じられる身体の変化を知るならば、ある人びとはきっと次のことがおわかりになるでしょう。すなわち、他の多くの人びとが、同年齢期の十歳頃にした一時間の費やし方に較べてみれば、この方がよほどまともであった、ということを。

あるとき私は道に立っていました。突然すべての物事の意味が崩れ去り、あたかも印象派の絵画の中に落ちてゆくように、私は感覚の海に還ろうと頭から先に飛び込んだのです。周囲の音は混沌《カオス》の交響曲を奏で始めました。このような状態の中で、私は、親密でありまた感覚への耽溺であった一番はじめのものへ、緊急に「呼ばれた」と感じたのです。ピンク色の街灯も以前はこの作用をもたらしました。そのような状態のとき私は、特定のピンクの街灯に溶け込み、完全にその融合に捕縛《ほばく》されてうっとりとしてしまって、あたかも天国への特急券を持っているようでした。私は周囲のことなど一切気にならず、もしそのとき向こうから車が走ってきたとしても、少しも気づかなかったでしょう。私はまたあるとき駅に立っていました。そして何の目的でそこにいることになったのかの経緯を見失いました。すると突然、左右対称、種別《カテゴリー》、線の連なりの感覚に捕縛されました。あるとき私は、パリのエッフェル塔の最上階に立っていました。都市の灯りの完璧な左右対称が、線として連なって無限のかなたへと伸びてゆくのでした。私は雨と風の音が、交響曲を奏でるのを聞いていました。

以上のような出来事は、偉大なる抽象画家や印象派、舞踊家や音楽家にとっては常に現実であったでしょうし、ごく自然に、技術の悟性的な適用などなしに、訪れたことでしょう。そして喜劇役者でも芸術家でもない人たちは、ひとときの訪れのため、あるいは長期に休暇を取って滞在するために、ある場所へ戻るでしょう。それは自発的なこともあれば、他者からの働きでそうなることもあります。それはあたかも「故郷へ帰る」ような出来事です。——ある場所、すなわちすでに自己が統合され確立された場所へと還るのです。

身体とは誰？

「自己」について考えると言うと、あなたはもしかすると悟性について考えるかもしれません。そして、それまでに貯えた知識、情報の蓄積、また悟性の練った戦略を実践する能力などを、さらに拡張するためには何が大切かについて考慮されるかもしれません。

あなたは身体について、人の外見について考えます。そしてあなたは、一時的に流行している文化や時代の潮流によって、あなたを「美女（男）」と認める時代尺度によって、「美女（男）」に見られているかどうか、心配をしているかもしれないのです。

さらにあなたは、自己について考えます。自己とは、感情を身体によってこれまでのしきたりどおりに表現する場、あるいは悟性による解釈によってそれらの感情を導き、生活の中に働かせる場、であると考えます。そしてこのことにより、自己は、今日に失意して打ちひしがれ、明日に期待して意気揚々となるのです。

あなたは自己というものについて、生きている人生として考え、また現実の旅行、悟性の苦痛、感情的葛藤などの、経験を蓄積する場であると考えています。

自己はまた、およそその認知と確立にまつわることであり、自己の認知と確立とは、およそ解釈にまつわることと言えるでしょう。けれども解釈の起こる以前には、自己確立や認知はおよそ悟性の解釈にまつわるものではありませんでした。自己とは、およそ「意志」の共振にまつわるものだったのです。

悟性がまだ観念として存在しない頃、階級意識《ヒエラルキー》(1)や差別感の生まれる前、そこには意志が存在します。すなわち〈自分なし－自身〉の王国です。悟性以前の時代には、自身と他者の共時的な感覚は存在しておりません。また競争意識も存在していません。そこに、社会的な人間世界の体験である「共に何かをする」感覚もありません。悟性以前の時代とは、「誰かの前に立つという自覚」や、その後に来る「ある場所に居る自覚」の体験よりも遡る時代、実体の分離は確立されていて、孤独が生まれている〈自分のみ、他者なし〉や〈他者のみ、自分なし〉よりも更に遡る時代のことです。そしてこれらすべての時代の前に、別の時代があるのです。そこは失われた魔術の地です。

自分なし、他者なし

あなたが外界の何かに出会うとき、そこにあなた自身の境界の体験が生じます。あなたは外界の何かを「それら」として体験するのです。あなたは「それら」との境界を体験し、「それら」からあなたが分離することができること、また分離していることを体験します。境界の向こう側の「それら」とは、単に外見的・表面的・物質的な素材ではありません。それは「存在すること」そのものです。それは外見的・表面的・物質的な外的体験を越えた、境界によって囲われたエネルギーなのです。自身の外側にある実体は、その外見的・表面的・物質的なものを考慮することなしに、体験し得るのです。その実体は、あなた自身の外見的・表面的・物質的なものの考慮も体験もなしに、もうひとつ別の実体によって体験され得るのです。これらの物質的形態に深くはいり込んでいるエネルギーは、それらの物質的形態を越えて体験され得るのです。この体験は、エネルギーが物質的形態を放棄して死を迎えるときだけでなく、生きている間にも可能なのです。このエネルギーは、これらの境界から離脱し、それぞれの境界を越えて存在する他のエネルギーを体験することができます。ちょうど他の誰かが自らの境界を離れ、あなたの境界を体験するように。

影の感覚

物質的身体感覚を意図して使うことを学ぶ以前、私たちは未だ「影の感覚」によって見、聞き、感じることができていました。たとえば、生まれつき盲目の人たちの中には、肉眼に頼ることになった人びとによって使用される眼鏡等の補助物なしに、行動できる人がいます。手術で手足を切断した人たちの中には、手術後もその部分に痛みや痒みを感じる人がいます。[2]「身体」とは、物質的形態以上のものです。それはひとつのエネルギー形態であり、通常は物質的形態によって封じ込められ、物質的形態を通して表現されていますが、それは必ずしも必要なことではないのです。

人生の旅における初めての逗留先は、何ものもそのエネルギーの境界を越えることがさまたげられない場所です。要するに物質的身体は非物質的身体が持つ影の感覚のバイパスを使って外へ出て行くことができるのです。

あなたは問われるかもしれません。もし物質的身体の意図的な操作なしに感覚がされるなら、そこで体験していることについての何らかの意識はあるのだろうか。悟性はどこにあるのだ、と。

感覚について言うならば、「知ること」とは悟性の判断に属するものでもなければ、自我《エゴ》によって課せられる図式のことでもありません。ここ、影の感覚の世界では、知ることは純粋で厳密です。ここは形式《パターン》とシステムの場であり、共振と、その融合によって生み出されるものの場です。

影の感覚に言葉はいりません。顔についている口という名の穴が開き、何かに迫られて変化した声がそこから聞こえ、あるいは視覚に訴える表情や仕種《しぐさ》が加わって発せられる言葉よりも前に、その形式《パターン》の変化が到来するからです。ここでは、対象物にわざわざ触れてその性質を感じる必要はありません。対象物の性質に対する感触は、この段階では、身体から分離して存在するのではなく、対象物をあくまでも対象物〈として〉感じ、解釈や悟性よりも内側から、つまり解釈や悟性の力を借りずに、感じます。そして身体を、感覚を探索するための道具としてではなく、あるいは自分自身としてでもなく、しかし共振するための道具として使うのです。検証も審判も分析も優先順位も必要ありません。経験は単純に、起こるべくして起こるのであって、悟性が望むから、またそれについて考えるから起こるのではありません。経験は、悟性の指示・命令とは全く無関係に起こります。すなわちそれは、意志されるから起こるのです。

大人になるとは？

大多数の人びとが、生後数週間ないし数カ月間の発達段階を忘れてしまい、知ることと帰属することつまり共振と融合の能力《キャパシティ》を、どんどん置き去りにしてゆきます。彼らはそれまでのように、引き込まれるようにして接触・交流するのではなく、それとは別個に、統合された自己によって、反応し始めるのです。彼らは悟性と思考を成長させ始めることで、概念を経験の中に持ち込み、このことを通じて情報を濾過するのです。

ある人びとにとっては、共振から悟性への転換の速度が緩やかで、そのことにより、共振の段階との結び付きが強くなります。また別の人びとは、この転換期においてすでに「目醒め」過ぎており、共振から悟性への転換の仕方を修得することが保障となり、歓迎されて新たな成長段階へと容易に身を任せるのです。

ある人びとは彼ら自身を、極端で絶え間のない脅威や、未知なるものに対する恐れや、新しいものに対する好奇心の欠落の下《もと》にあると知覚しており、故郷の我が家のように思われる最初の状態にしがみついているでしょう。別の人びとは、重たくてやっとこさっとこ動かしている身体と結びつくための準備が整っているとは、感じていないかもしれません。さらに別の人びとは、深く感覚的で「芸術的」であるため、経験を――経験そのもの〈として〉――捉える、この究極的な能力《キャパシティ》、共振と融合の能力を手離してしまうことを、あまりにも不自然に感じていることでしょう。

徐々に次の段階を予感し始めていたにもかかわらず、幼児期の終わりの頃の私は、未だそれ以前の段階に完全に留まって機能していました。七～八歳になるまで私は、壁や固い表面を通り抜けてゆくことができると、秘かに確信していました。それはおそらく、以前そのような体験をしたことがあったからです。

最近私は、同様の身体離脱体験を子どもの頃常時持っていた男性と話しました。彼は、果たして自分が身体と共にいるのかいないのかがわからず、とまどってしまうということでした。そしてときには、自分が物質的身体の外にいることがわかってパニックに襲われ、もしかしたらもう元に戻れないかもしれない、と恐れたそうです。

三歳の頃の記憶があります。私は廊下の戸棚によじ登ってその中にはいっていました。そこから外に足を出して垂らせてみましたが、足は床に届きませんでした。足は床より三十センチメートルほど離れているようでした。そしてこれでは下に降りられないと思いました。そこで私は、自分自身を意志によって、床から五センチメートルくらいのところまで伸ばし、やっと着地することができました。それからベッドに戻りました。私はこのことを夢ではなく、記憶として覚えています。戸棚の木の手触りや、周囲の空間の感覚、それらを身体に刻まれた生き生きとした記憶として感じます。たぶん、自らの肉体に対するよい関係性を保ち続けることができず、私はそのとき身体から外へ出る体験をしたのです。物質に根ざした感覚では上手くゆかないので、影の感覚を使ったのです。

また、このようなことも覚えています。人に呼ばれるのに応えて部屋にはいり、ときには彼らの要求に応えて彼らの欲しいものを取りにいくのです。私のこのような行動にはみな驚いたようでした。なぜならその人たちは、何が必要なのか口に出して言ってはいなかったのですから。けれども私は、実際に声に出しては呼ばれなかった、頼まれなかった、とは思ってもみませんでしたし、自分のことにかまけていたとも思いませんでした。推測するに、このようなとき私は、「悟性の外」にいたのです。

歳を重ねた後、私は、この「能力」が引き起こす驚愕や騒動が、それまでのしきたりを破ることになっていたことに気づき、それからは人の口から必要なものの名前が出てくるまで待つことにしました。

上述のような要求に応えたとき、私は夢に類した状態の中にいました。そしてこのような状態においては、人びとが悟性による水路を使い身体を経由して表現に到る以前に、意志の向かうところを感覚できてしまうのです。要するに、連絡のより速く伝わる電話回線のようなものです。これは前意識の状態で、催眠から覚めた後(3)のようです。この状態では、情報は徐々に近づいてくるのではなく、連鎖反応するようにいきなり誘発されるのです。発声され、また表情や仕種など目に見える言語は解釈を要しますが、それは意識的悟性の働《アクセス》きによって為されます。それは前意識状態における誘発の機能・仕組《メカニズム》みではありません。

この状態で他に仮定しうることのひとつは、誰もがこの誘発の仕組《メカニズム》みを使うと想定されているのだから、そのことを取り立てて述べ特別に指摘する必要はない、というものです。ところが、確かに誰もがこの仕組《メカニズム》みを持ってはいるけれど、それは弛緩し、衰弱し、不能になってしまった筋肉のようです。そしてよく発達しよく働く、意識的接触《アクセス》と解釈の仕組《メカニズム》みが、引き継ぐために介入します。

〈自分なし、他者なし〉のシステムとは、身体の使用を要求しないシステムです。ここで言う身体の使用とは次のようなことです。すなわち身体を通して生きることで、人はたとえ実際に今ここで身体を使ってケーキを取り、それを食べることができるとしても、そのケーキ〈そのものの在り方〉を感じる能力は失っているのです。「社会的に」見て、〈自分なし、他者なし〉システムは、「何かと共にいる」

ことも なく、「どこかに居る自覚」もなく、「他者の前に立っている自覚」もなく、「一体化している」状態です。これは悟性のない状態ですが、悟性による歪曲が起こる以前であるために、魂がその最も純粋な状態に保たれているのです。そこはすべて主観的客観性の場であり、階級意識や偏見も未だ存在していません。

〈自分のみ、他者なし〉〈他者のみ、自分なし〉

そして私たちは、純粋で本質的に平等で境がなく、私たちが万物に帰属し万物と共に在《あ》った、〈自分なし、他者なし〉の王国から出てゆきます。そのとき私たちは、万物に偏在する「神」から離れると同時に、大多数の人間が進化して作法や約束事にこだわる人生、そして次世代を担う新しい旅人へとその作法や約束事が伝えられてゆく人生へ、移り住むようになるのです。〈自分なし、他者なし〉から、〈自分のみ、他者なし〉または〈他者のみ、自分なし〉という流動的な状態へ。そこには自己中心主義《エゴティズム》が生まれ、共振を余計なものに仕立ててゆく新しいシステムの中で、共振は徐々に締め出され、邪魔にされてゆきます。

この第二段階は、大多数の人びとにとっては生後数週間か数カ月の間に始まり、そしてまたそのうちのほとんどの人が次の段階へと進みます――それは自分と他者が同時に存在する段階です――それは二歳から五歳の間になるでしょう。

以前、〈自分なし、他者なし〉の無境界段階のときもそうであったように、ある人たちはここでも遅れて移動します。すなわち〈自分のみ、他者なし〉あるいは〈他者のみ、自分なし〉のシステムによって、自分自身を強く認知《アイデンティファイ》しすぎてしまうのです。そのとき彼らは、同時に両者の存在する〈自分あり、他者あり〉に基盤づけられる世界で航行《ナヴィゲイション》するための正しい進路を取るべく、その機能《メカニクス》と戦略と適応の修得に励んでいます。

ある人たちは、独自で私的な物事に引っ掛かっていて、社会的・感情的《ソーシャル－エモーショナル》な影響を恐れており、他者との接触を避け、「誰かの前に立つ」「ある場所に居る」この段階にいることをより好んでいます。そして自分－他者の共時的存在に伴って訪れる「誰かと共にいる」段階、すなわち個と個が行き交う状態に対して嫌悪感を示すのです。

ある人たちは強迫的な潔癖性で、感覚の純粋性の水が濁るのを許すはずはなく、秩序と種別に向けてギアを入れ、コントロールとシステムへのギアを入れ、〈自分のみ、他者なし〉そして〈他者のみ、自分なし〉の方が、〈共時する自分－他者〉における濁った水より、包括的で、自然で、整然としていると思うでしょう。

〈自分のみ、他者なし〉の状態で、私は自分のことをひとりの人間であると感じ取ることができました。そしてこのような自分を、木に向かうのと同様動物に向かっても、物や人や風に向かっても、あるいは何も向かうものがなくとも、それらに等しく表現することは、全く自然なことでした。

〈自分のみ、他者なし〉の状態においては、すべての振舞いは〈自分から自分へ〉であること、として感じ取られます。それは社会性を表す「共に何かをする」ではなく「ある場所で他者のために何かをする」でさえもありません。それは「みなに紛れている」や「人の前に立っているのみ」の状態です。

この状態では、外への表現が他者に向けられても、他者への感覚は理論的なものにとどまり、それは印象に過ぎず、その印象は、自分自身と同時に受け取られるものではありませんでした。ですから自分というものは全体であり続けますが、他者の感覚は部分的なものなのです。

この他者への感覚ですが、逆の状態に転換する原因ともなり得ます。今や他者への感覚を包括的に受け取ることができるようになる一方で、自分自身も同時に感覚する能力は奪われるのです。それはあたかも、他者に近づくことが自分を見失う原因になるかのようです。情報はその後も続けて蓄積されますが、自分自身によってではなく、あたかもコンピューターによって蓄積されるようで、今やそのコンピューターが自分自身を消し去ってしまうのです。何かを与えられたときの「ありがとう」、あるいは暗に示されたことを自発的に為すように促される「どうぞ」、これらの言葉に相当する知覚は、この状態においては、ちょうど盲目の人にとっての色彩の如くです。この状態においては、たとえあなたの行為が私に向けられたものであっても、あなたはあなた自身との関係の内でのみ存在しています。それはちょうど私の行為があなたに向けられたものであっても、私から私へのものとして感じられ、あなたはただそれを見学し、聞いていることしか許されていない、というようにです。これを自分だけの世界《エゴティスト》または社会的には問題行動になってしまう状態と呼びましょう。この純粋な状態では、同時に存在するものとして自己と他者が比較され競争させられる心理学的遊戯は、未だ始められておりません。

以上の段階にとどまることを主張し、存在に執着するような人びとにとって大切なのは、自分自身の体験を喪失する原因となるようなことにスウィッチを入れることは避けて、〈自分のみ、他者なし〉の状態のみに踏みとどまることでしょう。一方、非存在に執着し、何ら影響力を持たない情報蓄積の純粋さの中を泳ぎまわる、〈他者のみ、自分なし〉の状態の人びとにとっては、歩く情報蓄積センターとして生活することが勧められます。

〈自分のみ、他者なし〉あるいは〈他者のみ、自分なし〉のシステムが始まるのは、感覚することから解釈することにスウィッチを入れ替えるときです。そしてここでもまた、感覚を探検する道具としての身体が、確固として置かれるのです。ここでは身体による社会的関係性の建設が始まります。そして無生物や生物と共振する友人として存在することは、作法や約束事が重んじられ体系化された人間の価値観によって支配されているこの世界においては、徐々にその重要度の階段《ヒエラルキー》を降りてゆくこととなります。このような価値観は、私たちを前へ進めるよう声をかけると同時に、橋を越えて進んだならそれら背後の橋を次々と燃やしてしまうのです。

ここまで来ると私たちは、僅《わず》かな身体意識しか持たなくなります。というのも、身体は道具であるからです。そして私たちは、感覚に基づいた水準《レヴェル》で、他の人間たちと友人になることを探り始めます。藁《わら》をも掴む気持ちで物事の解釈が為され、そこから悟性と悟性によって変容した新自己《メタ・セルフ》が生まれるのです。

同時に存在する自己と他者

食べ物を見るだけで唾液が流れ出し、人を見るだけで性的興奮が呼び起こされ、匂いを嗅いだだけでその味がわかる人がいます。私は音を聞くだけで、その対象物の感触を肉体的に感覚することができましたし、その対象物を見るだけで、そこからどのような音が響き、それが厳密に光をどう受け止めどう屈折させるかを、感覚することもできました。

私たちは〈自分なし、他者なし〉から、〈自分のみ、他者なし〉あるいは〈他者のみ、自分なし〉へと移行し、そしてさらにそこから〈自分と他者を同時に感覚する〉状態へと移ります。――そこは「共に存在する」場で、私たちは比較し、反応し、競争することを発見します。そしてそこから階級意識《ヒエラルキー》が生まれるのです。この行為によって私たちは、共振する道具としての身体から、感覚探検の道具としての身体へ、さらには自分自身を社会的に表現する自己としての身体へ移ります。私たちは社会的でコミュニケーションのとれる自己の意識を発達させ、身体に対し私的で内的に関わる意識、身体から離れず、それどころかもはや身体から離れられなくなることもある関係性を、発達させるのです。

ここで私たちは、自分自身が身体という罠《わな》に捕われたのではなく、身体という乗り物に自己が乗り降りし、またその自己の拡がりを感じます。それから私たちは、流行を追うことをはじめとする、しばしば不合理な社会学習により、自分が誰なのかではなく、誰であるべきか、誰でありたいかを考えて、姿形を整えるのです。そのようにして私たちは、真の自己からも、その自己から生まれ、ときに運命と呼ばれる人生の道からも離れてゆくことで、自らの道を封鎖するのです。

本来は自然に生じるべきであった表現は、私たちが成育するに従って売り払われるように先細りしてしまい、そこへ学習の蓄積による身体の動かし方、流行の型《ライン》、声、思考、欲求、好み、さらには思考内容についての思考までもが動員されて、入れ替わるのです。これらは真の表現よりもはるかに素早く接近《アクセス》してきます。このことは、真の表現との結びつきが断たれるとき、特に増長されます。そこで結びつきを断つのは、不安や忍びよる諸問題、罪、恥、否定、恐れ、自分が他者と違うという脅威や、そう認めざるを得ないという切迫感です。

ここでは、虚偽の「自己」建設の開始にあたって、私たちは半神《デミ・ゴッド》(5)になりますが、しかしすべての基となる存在の保障をしてくれた最初の友人——すなわち真の自己に結びついた感覚——は、見失うことになるのです。私たちは虚偽の自己から生まれる劣等感や所有欲を知り始めます。空虚さを知り、ときをやたらに埋めようと試み、駝鳥が敵に追われて頭だけを砂に隠すように、不愉快な現実からの逃避まで企て始めます。私たちは、支配を思いやりと取り違え、所有欲を自尊心と、自己防衛を生きる力《フォース》と、依存することを愛と、服従を敬意と取り違え、そして強迫観念や執着心を好みや欲求や選択と取り違えてしまうのです。社会の一員になってゆく過程において私たちは、政治や宗教、経済、そして他にも神の代用となるものを見出すのです。死を迎えるにあたって、私たちは再び身体の束縛から解かれて、〈自分なし、他者なし〉の世界へ帰ります。そこにはエネルギーが集まり溶け合って、大いなる帰属感が存在し、まとわりついて離れなかった様々な物質的・肉体的形態に限界づけられることも、もはやありません。「私の最後が私の始まりだ」とT・S・エリオット(6)も書いています。

第4章　何もないものみな

四歳になるまでに私は、形式《パターン》(1)のまま、形式《パターン》の変化のままに感覚していました。私には、見たものを解釈する能力は不足していました。なぜなら私は、一つひとつの断片の意味を、周囲との関連性において理解することなしに、そのまま受け入れていたからです。鼻の穴という部分は見ても、鼻という全体の概念に欠けていました。鼻は見ても顔という概念に欠けていました。爪を見ても指という概念に欠けていました。そして聴いたことから理解する能力も同様に欠落していました。人の声の抑揚《イントネーション》は聞いても単語の意味は失われていましたし、いくつかの単語がわかったとしても文章としては成立しませんでした。眼あるいは耳によって何かに焦点をあてたなら、私自身の身体の内に伝わる内容《メッセージ》の意味を、一貫して処理《プロセス》することはできませんでした。私は私自身を、他の人びとと関係させて知ることができませんでした。なぜなら、「他者」についての情報処理《プロセス》に焦点を当てれば「自己」を失い、「自己」に焦点を絞れば他者を見失ったからです。私は行為として何かを表現するか、あるいははいってくる情報の意味を取るか、そのどちらかはできました。しかし両方をいちどきにすることができませんでした。ですから何かをするために部屋を歩いて横切るなら、身体は歩いているにもかかわらず、歩くという経験はおそらくできなかったでしょう。話すことに関してですが、口が動いている最中は自分の発している音の意味を見失っていたでしょう。聴覚や視覚に障害を持っている人はその感覚機能を失っています。私はそれらの感覚機能を持っていても、その感覚した内容は失っていました。ですから私は、ある意味で聾者《ろうしゃ》であり、ある意味での盲人だったのです。つまるところ、解釈すなわち悟性の王国は私にとって、信頼の置ける一貫したシステムではありませんでした。私は他の多くの人びとに比べ、よほど長いこと解釈システムの前のシステム、すなわち感覚システムに頼り続けていたのです。

確かにある時期、解釈が徐々に稼働し始めたことはありました（たとえ遅れてもゆっくりでも、まったくそうならないよりはましです）。けれども私がそれまで信じ、それによって自己を確定してきたものを手放すことはできませんでした。想い出すのは六歳のとき道を歩いていたときのことです。私はその歳になっても未だ次に何が起こるのか感じていたのですが、そのときはその状況を読み取ろう（つまり解釈しよう）と試みたのです。そのとき覚えているのは、私が感覚に背を向けて解釈に可能性を見込んだこと、けれどもそれがうまくゆかなかったことです。やはり私が感覚してきたことの方が正しかったのです。感覚を信頼せずに解釈を使おうと試みた自分自身を呪ったことを、想い出します。

感覚から外へ出る訓練

人は成長すると、感覚（センス）を使わず「常識」（コモン・センス）を使え、という強大な圧力を受けるようになります。それが、解釈システムを使う、ということなのです。解釈も感覚も、どちらも等しく長所と短所を持っています。感覚システムを失わなければ、この世界は価値と創造と帰属感の悲劇を迎えず、それらを知るままでいることができたのです。けれどもこの世界において流行や階級意識《ヒエラルキー》や偏見は神の創造物ではなく人間の創造物で、人間はこれらの被創造物に自らが支配されることを許したのです。感覚システムが、大人の間でこれほどまで世界的に余計なものになっていなければ、宗教も、生死の概念も、物理や科学の概念も、言語や社会性の概念も、それらが白か黒かの「現実」で認知されるようにはなっていないでしょう。

理想的には、人が両システムを必要に応じて柔軟に使うことができ、さらには互いに検証し合わせることができればよいのです。ちょうど食物を摂《と》る前に舌と鼻で味と匂いを確かめ、その知覚内容を互いに裏付け合うようにです。ところがそれに反して、多くの人が感覚する能力《キャパシティ》を失い、悟性による意識的な解釈を、意志による前意識的な感覚と、混同してしまうのです。「心霊能力者《サイキック》」と呼ばれるうちの多くの人は、常に周囲の反応を求めるあまり周囲から得られる反応に、自らが感覚しているはずのものを合わせてしまいます。つまり彼らの多くは、意識や分析や解釈に波長を合わせてしまうために、悟性から充分に脱け出して意志の中へはいり込んでゆくことができません。「感覚している」と自らが主張するものについて、自分が果たして正しい進路を取っているかどうか絶えず心配し点検しているような人は誰でも、何らかの一貫性ある意志に波長を合わせることができるほど充分に悟性から抜け出せないのです。意志の水準《レヴェル》で感覚されたものの表現が、悟性による接触《アクセス》も監視《モニター》も改変もなしに自動的に行われ、そしていわゆる「心霊能力者《サイキック》」の多くが、意志に波長を合わせられるとしても、彼らは感覚されたものの前意識的な直接表現から、悟性を外すことができないのです。

私が「感覚システム」と呼んでいるものに頼ることにより、「意志」の王国は意図に従わず、共振するものへと引き寄せられるのです。

私は十代の大半を、大変危険で孤独な状態で過ごしましたが、そのことが私を、安全だと感じることのできる人びとや場所へ、非物質的に「訪れ」させる原因となりました。(2) これは想像上のことではありません。私は言いたいことやしたいことを空想したのではないのです。私は単にそれらの場所にいてそれらの人びとと共にいる自分を物質的に感じていました。私は自分のことが見えず、私が引き寄せられていったその人びとと交流することもありませんでした。にもかかわらず、私は自分自身が階段を上って友人のアパートへ行き、扉を開いて台所へはいって行くことを確かに感じていたのです。私は部屋の匂いと物音を感覚することができました。友人たちがどのように動き回って何を扱っているのかを「見」「聞」きすることができたのです。

私が見聞きしたものは、通常ごく些細な事柄です。誰かが食器を用意し、食べ物を食べ、床に就《つ》く、というようなことです。私を驚かせたのは、該当する友人たちに確認したところ、私が経験したことを伝えもせず、その行動を促しもしないのに、私が「そこにいた」ときに彼らの様子を見たとおりに、実際にも事が運んだということです。

　これらの中でも、きわめて不思議な二つの体験があります。そのひとつは、私が友人を非物質的に「訪れた」とき、今までの友人の家とは別の家に自分自身がいるとわかったことです。私は部屋から部屋へと巡りながら彼女の部屋の様子を感じていました。再び現実の彼女に会ったとき、彼女は引っ越したことを話してくれましたので、私はそのことを知っていると告げました。彼女は驚き、どのように知っているのかを私に尋ねました。私はその家の様子と間取りを描写して述べましたが、その内容は彼女の一家が移り住んだところと厳密に一致していました。もうひとつの体験は、二年間住んでいた家から出たときのことでした。引っ越す二カ月前に、私は寝室を移し、引き戸のある部屋で眠るようになりました。そして引っ越した後も、私は元の家に住んでいる夢を見ました。それから一年くらいして私は、引っ越した後もその家に残って住んでいた人に会いましたが、その人は私がその家から「けっして出ていない」と断言するのでした。そのことの意味を尋ねたところ、その後もしばらくの間、毎朝私がいつも起きるくらいの時間に、引き戸が勝手に開くということでした。そこで私の考えに浮かんだことは、たぶん人が「幽霊」と呼ぶものはしばしば、単に意図せぬ身体離脱体験だ[2]ということです。さらに次のようなことも考えに浮かびました。すなわち、身体を離脱した実体《エンティティ》の中には、すでに生命を失っていたために戻るべき生きた身体がない魂があり、しかしおそらくそのことを認めることも受け入れることもできず、自分たちが単に夢を見ていてその夢から目醒められないでいる、とおそらくは思っているのだと……。おそらく別のそのような「訪問者」は、生命ある物質的身体の中にいたけれども、ちょうどそのときはそこから出たところで、身体から離れたまま白昼夢の状態、またときには睡眠中の夢の状態にいることができるのでしょう。このようなことは、生き返ったときその前に訪れる臨死状態においても体験されますし、昏睡状態や一時的な意識不明の状態においても体験されます。場合によっては、いわゆるより「正常な」人びとも、正《まさ》にこのようなことを、眠っている内に、そして「目醒めている」ときにさえ体験するのです。

以上のような悟性対意志、意図対共振、解釈対感覚、見かけ対実在は、大多数の人びとにとっては、いずれも異邦の言語のように奇妙なことなのです。ですから、もしもこれから述べることが読者の悟性にとって未知なるものに見えたとするなら、それはたぶん、私がすべての人びとに起こった体験について話してはいるのだけれども、多くの人びとはそれを記憶のかなたに置き去りにしてきたからでしょう。

‘Me’「わたし」[3]

ここでいったん、悟性以前の時代の始まりに戻りましょう。「私」は私の身体でもなく、そこに必ず存在すべきだとされている私の個性であるとさえ考えられませんでした。そこにme わたしはありましたし、「私の身体」と人に呼ばれるべきものもありましたが、「私の身体」が私に属するものだという感触はありませんでしたし、「私の身体」が実は私の一部であるという概念を単なる理論としてではなく把握することは、きわめて困難でした。私の体験した限りで言うなら、確かに何かが私に貼りついていましたし、私を包んでいるようでしたし（ときには閉所恐怖症のように感じられました）、そしてどんなに速く走って逃げても、それに攻撃を加え、あるいはそれについての自覚意識を遮断しようと試みても、それを物理的に置き去りにすることはできませんでした。

この点において、有用な指摘をすることができます。それはここで使われている術語の「私」が、悟性の「私」ではなく、悟性以前の「私」であり、言わば意志である「私」だということです。

私の意志は、「身体」から抜け出すことをずいぶん早くから、確実に三歳になるまでには学んでいました。「身体」は、私が置き去りにしたところに、魔法によって生き返らされた屍《しかばね》ゾンビーのように残っていて、「私」はその身体の外でかつそれほど離れていないところに浮かんでいました。ときおり私の意志は、身体に何かが起こったときの感情の動き《エモーション(4)》やその流入《エムパシー》のあとで、またあるときはその身体的要求により強制的に正気に戻す意識が編み出されたことで、その身体へ引きずり戻されることはありました。けれども大ていは、身体が存在し、そして‘me’「わたし」がありました（この‘me’「わたし」は、意志としての「わたし」で悟性としてのものではありません）。身体と私の両者は、別々に存在することができましたし、協力することもしないこともできたのです。

以上のようなことは、多くの人びとにとって怖ろしいことです。そこには身体離脱体験や融合、そして悟性と身体から分離したものとしての霊の理念《イデア》にまつわる、多くの恐怖と俗信があります。亡霊や魔女や吸血鬼の物語、またテレパシー、瞬間移動《テレキネシス》、そしてもちろん狂気についての話も、それらは人びとにしっかり働きかけて、その俗信が本当は何に由来しているのか思索することを放棄させてしまうのです。そして人びとを好奇心へ、そしてしばしば特別な力の獲得へと駆り立て、いわゆる「心霊能力者《サイキック》」や「霊媒《メディウム》」や新宗教《カルト》に向かわせるのです。また別の人びとは、そのような「力」をあるいは求め、あるいは怖れ、そして実際はそれら精神世界のシステムを受け入れる能力も洗練さも持ち合わせていないので、悟性と偽りの自己[5]によってそれらの力を求め、精神障害を患《わずら》い、またいわゆる狂気に向かいます。クライヴ・バーカー[6]やスティーヴン・キング[7]の小説の世界のような、迷信に侵され、権力や地位や偽りの自己を巡る問題にかまけてしまう気分の中では、一体どのようにして早期の感覚システムの力学構造《メカニクス》について率直な議論がされうるでしょうか。これらのことについて最近ある男性と話し合いました。この男性にとっては、融合も、身体離脱体験も、感覚システムも、依然として完全に機能しているシステムであり、そのことについてスラスラと話すことができました。しかし、他の人びとが彼からそのような話を聞くことについて私は心配になり、その体験を自分が想い出す通りに話すだけではなく、それらの事柄がどう働くのか説明した方がよいと彼に忠告しました。「気をつけて」、私は彼に言いました。「感覚システムの力学構造《メカニクス》について少しでも話してご覧なさい。人は必ずスティーヴン・キングの耳で聞きますよ」。

共振の王国

「意志」が身体に結びつきまた離れることができるように、他のあらゆる事物にも「意志」は結びつくことができました。「意志」は壁を感覚することができました。肉眼で見なくとも、物理的に手で触れなくとも、実際の舌で味見しなくとも、あるいはトントン叩いて音を聞かなくとも、その壁の外観や木目の細かさや材質の密度を感覚することができました。それはあたかも、「わたし」の中の何か、私という「存在−しているもの」の内のどこか一部が、私の目なしで見、私の耳なしで聞き、私の手なしで触れ、そして私の身体による直接の物質的接触なしでも身体的に感じるかのようでした。それはあたかも「私」がふた組の感覚を持っているかのようでした。それは、物質的感覚ひと組と、非物質的感覚ひと組、すなわちある人びとが「影の感覚」と呼び習わしているものです。

おそらくこれらの非物質的感覚は、ちょうど脳に四肢の一つひとつの印影が刻印されているように、私の物質的感覚一つひとつの神経的な印影として機能していたのでしょう。おそらくちょうど、四肢を切断した後にも、幻肢《げんし》[8]に痛みを経験する人があるように、諸感覚からの印影も、私の物質的感覚が使われていないときでさえ、働くことができました。ただしそれは、「私」がそれらの物質的感覚への依存を発達させていない限りにおいてでした。生まれつき盲目の人びととは、影の感覚の働きを保持しています。この「影の感覚」によって彼らはときに、音にまったく依存せずとも部屋の境を感覚することができ、何か新しいものが突然部屋にはいってきたことを音を聞くことも匂いを嗅ぐこともなしにわかるし、あるいは部屋の感じが変わったことを誰に告げられることもなく感じることができるのです。

私は、周囲にあるものの外観を非物質的に感覚することができた頃の朧気な追憶を持っています。私は漠然とした感覚で壁を感じることができ、場所によって固い部分とそうでない部分がある、構造上の変化も感じ取ることができました。見ることも触れることもなしにその壁面を感覚して、壁面の変化、たとえばどこに窓や扉が開けられていてその壁面に変化が生じているのかがわかったことを覚えています。それは、事物との「共振」とでも言うべきもの、非物質的な「身体による測量《ボディ・マッピング》」(9)の如きものだったのでしょう。

ところで、もしもあなたが、感覚システムがこれまでいろいろ複雑に発展してきたその前の状態に生きたことも育ったこともなかったとするならば、上述したことを聞かれて気がおかしいと思われるかもしれません。多くの人びとにとって、このようなことは、霊的癒し《スピリチュアル・ヒーリング》や「波動を感じる」ことに類した、宗教的妄想の束にしか過ぎないでしょう。けれどももしも私が未知の世界から来た者《エイリアン》であったなら、たとえこのような特異な事柄が人を恐がらせ、また魅了したとしても、けっして狂気であるという判断は下されなかったでしょう。確かに私は「エイリアン」の人生を送っていたのです。

想い返せば、先に述べた壁の中に「自分自身を失う」体験をしたのは、生後六カ月の頃でした。なぜその頃だったのかわかるのかと言うと、まだ赤児用の寝台の中だったし、意識して身体を操って使うことを実際に始めてはいなかったからです。

「自分を失う」と言いましたが、それは他の事物と共振するようになることで、あなたはその事物と分離している状態での関係性を失うことになるからです。突然あなたはなくなり、それまであなただったものは、上述した感覚や共振を吸い取る海綿《スポンジ》のような道具と化すのです。

感覚されるものは、意識的悟性によって受け入れられることはありません。そこに思考内容はなく、その思考について反省も、疑いや好奇心も起こりません。そこにはただ、感覚されたものみなへ向かう旅があり、「厳密に測量して写し出した」ものの蓄積があるのみです。測量して写し出すのは、体験したときの「気持ち」です。そしてその気持ちは解釈の介入しない形式《パターン》の連なりとして写し出され、かつすべての形式《パターン》ははじめの形式《パターン》から派生《ヴァリエーション》したものとして連なっています。それは考え出されたものではなく、そこに意識的な注意も払われておりません。あたかも電球の内側、すなわち真空に住んでいるようです。思考内容は継続していいます。しかしそれは、意識的悟性の接触《アクセス》による把握を超越して続いていいます。未知の知の王国である直接伝達の領域、すなわち前意識の悟性に留まっているのです。

そこで問いがたてられます。成長して王国の外へと旅立っていった者たちは、いったん意識の前進や一貫性そして普遍的把握を成し遂げてしまった後でも、いつか再び未知の知の王国に帰還することなどできるのでしょうか。おそらくそこに仮住まいをしている人びと（たとえば不眠症やてんかん、あるいは特殊な発達障害など、感覚体験の解釈を一貫し集中して行う能力《キャパシティ》が妨害される人びと）は概して、幼少期を過ぎても感覚システムにこだわる傾向があるでしょうし、成人した後でさえ、このような非物質的感覚を順次にしかし急速に無用にしてゆく社会構造に反して、そのシステムにこだわるでしょう。

残存

私たちは「注意を払う」ことを怠ればお仕置きを受け、「あなたに向かって話しているときはこちらをちゃんと見なさい」「常識にはずれないように」「よく考えてから行動しなさい」などと言われます。これらはみな、解釈システムを使う意識的に注意を払っての行動のことです。けれどもこのような行動をとらなかったとするなら、私たちは一体どのようであったのでしょうか。

「注意を払う」ことが怠られているとき、その人たちはしばしば白昼夢を見ているのです。それは意識的悟性による空想であるときもあれば、日常の意識に呼び戻されるまでその人が白昼夢を見ていることにすら気づかない場合もあります。ならばそのときその人は、一体どこにいたのでしょう。

白昼夢は空想や意識によることもあり、それは即座に接近《アクセス》して把握することが可能ですし、それを見ている最中に内容を報告《モニター》することができます。前意識による白昼夢は通常、それを見ている最中には報告《モニター》することができませんし、意識的悟性の戻る状態へと戻るべく正気に戻ったとしても、報告《モニター》することはできません。

ところがこのような人びともいます。彼らは前意識状態に住むにあたっての稀にみる適応能力を特別に発達させることができました。それは同時に意識の多様な状態を使い分ける能力でもあります。言葉を換えて言うなら、彼らが自分自身の前意識的な白昼夢や思考内容を「盗聴」し「監視」する能力です。

私はこの装置《メカニズム》がつけたり消したりするものであることを覚えています。なぜならそれは仮のバランスだからです。シーソーのように中心点を上手く合わせてバランスを保つのは、容易《たやす》いことではありません。もしも意識があまりにも強制的に踏み込んできたなら、前意識への接触は閉ざされ、その前意識を受信《モニター》し、また身体を自由に使ってそれを表現する能力《キャパシティ》も閉ざされてしまうでしょう。一方、もしも前意識がその催眠性の箍《たが》をあまりに固く締めるなら、そして前意識の状態があまりに深くなり過ぎるなら、そのときは意識への扉が閉ざされて、知るべき情報が知らされることはなくなるでしょう。前意識的表現の身体とのつながり、あるいは身体を介してのつながりは、このような状態ではほとんど成立しません。なぜなら、身体的つながりはそれ自体、大変不安定に揺れ動く仕組み《メカニズム》になっており、自発的注意を呼び起こして前意識から意識へと転換させ、しばしば両者のつながりを失わせてしまうからです。私のように、一貫した転換が妨げられ、凝縮の感覚とも言うべき自己の感覚に閉じ籠《こ》もってしまう者は、魂の生き残りをかけてこの凝縮のために戦うのでした。それと同時に、前意識の状態に住むことは、身体を経由して機能する能力、そして大多数の人びとが承知している、世の中の社会構造内での伝達《コミュニケーション》や交流や独立のために必要とされる能力を失うことになる可能性があります。ところが、前意識の中にこれほどすっかり漬かって生きてきてしまったあとでは、意識の介入を度を越して許してしまうこともまた、同様に私を立ち往生させてしまうのです。つまり、機能があっても機能させようと駆り立てる原動力がないというのは、すべての原動力が、身体を通して機能しかつ観察可能な方法で表現に到ることのできる諸々の装置《メカニズム》とつながっていないことということであり、それはあまり始末のよいことではないのです。ただし、前意識の半覚醒生活から意識の覚醒生活への速い成長転換のできた人は、この板ばさみ《ディレンマ》に直面することはありません。

シーソーの中央にバランスを取る能力《キャパシティ》を獲得した後、私にはずいぶん多くのことができるようにはなりましたが、それ以外のことができるようになるには、未だそこに遥かな道があるように見えるのでした。私は遂に、自分自身の身体離脱体験を受信・報告《モニター》できるようになりましたし、周囲の事物が持つ感触との融合も自ら報告《モニター》できるようになりました。そしてとうとう睡眠中の夢に、その夢が現実かどうかコメントも同時に流し続ける仕組み《メカニズム》さえ得たのです。夢があまりにも奇怪で、眠りについている私の悟性を動揺させ邪魔するようなときには、すぐにその夢のスウィッチを切る能力《キャパシティ》まで開発したのです。

前意識からの表現を身体経由で可能にし、それを受信し報告《モニター》できるということは、その表現が未だ悟性によって制御あるいは指揮されていないことを意味しています。私は話すことも動くことも何らかの行動を起こすこともできましたが、同時に私は前意識の意志によって表現する行為と意識的悟性によって意図された行為とのせめぎ合いに生ずる不協和音を明瞭に感じ取る感覚を発達させていました。悟性は、意志による表現が悟性自身の表現とどのように異なりまた反するかによって、よく悩まされました。悟性はまた、行為や表現が意識による意図なしに現れたとき、あるいはそのことになんとなく気づいているときでさえ、誰がそこにいるのか見つけようとして、よく疎外感を味わい苦悩しました。私の悟性にとっては、それは憑依《ひょうい》されたような状態でしたが、同時にその行為や表現の様子を覚醒してみることができました。そして幼児期の終わりから、未知の知が実際に大変な勢いで溢れ出してくると、思慮のない浅薄な人間とばかり思っていた自分自身から顕れる、その深く豊かな詩に、とてつもない驚愕を覚えました。私はその多くを燃やし、他人に見せないのはもちろん、自分にも隠そうとしたのです。また、初めて絵画や線描が私の中から生み出され、それがきわめて象徴主義的で難解なものであったとき、悟性的にしっかりとして揺るぎない「わたし」があったにもかかわらず、自分が憑依されていることが発見されたようで、恥じ入る思いでした。私はまずそれらを隠し、それから黒い絵の具で塗り潰して、二度と見なくてもすむようにしました。私の悟性はそれらの作品を「わたし」の表現として受け入れることができず、一切の存在と注意からそれらを抹殺することで、自己統合《アイデンティティ》へのいかなる挑戦にも脅かされないようにしなければなりませんでした。そしてやっと安心することができたのです。十四歳頃に私の中から生み出された初めての作曲は、その熱情《パッション》と人を感動させる力によって私を驚愕させました。私の悟性にとって、それらの作品は「わたし」ではありませんでした。なぜなら私は湧き出てくる感情を恐れ、それらを私のものとして直接認知していなかったからです。私はそれらの作品を恥じ、隠し葬って、二十二歳になるまで人前で弾きませんでした。私の最初の自叙伝（原書約二五〇頁）は、二十六歳のとき四週間で書き上げベストセラーになりましたが、文章を書き下ろしているときの私は自分がロボットのように感じ、生まれ出てくるものについて計画を立てることも、それと意識的に関わろうとすることも一切試みず、そのようなものの出現を一掃してしまいたいという強迫感と脅威に迫られて一心不乱に書き終えました。内なる意志の「私」と外なる悟性の「私」とは、遠く隔たり異なっていたのです。両者は互いに出会うことを望みまた受け入れるまでに長い時間がかかりました。私自身と関わり私自身を表現する中で多くの困難を創り出し、ありとあらゆる窮地や逆境へ自分を追い込みました。そしてある特定の状況の中では自由を感じ、そうでないときは完全に拘束されているように感じました。

私は自分自身に、意識による意図を抑圧した前意識の表現と、前意識からの表出を抑圧した意識の表現の間を、私が揺れ動くことについて、さらには「私」が実はその両者であるということを否定することについてさえ、よく理解させようと努めました。私と他の大多数の人びととの唯一の違いは、私が両者であることにほぼ完全に気づくようになったことです。大多数の人びとは、彼ら自身の内にある「他者」に気づいていないか、それともそれの感覚を持ってはいても、それについて怖れ、恥じ、神経質になっています。あるいは制御を失う結果「他者」が解き放たれることで、意識と前意識の両側が面と向かって戦うことも和解することもけっしてなくなってしまうのではないかと、憂慮するのです。

私は私の裡《うち》に棲《す》むこの亡霊の出現を信じるまでに、長いときを費やしました。そしてそれらの作用《メカニズム》を怖れて神話の中に覆《おお》い隠すことを教えるスティーヴン・キングの心理状態を通り越すにも長いときを費やしました。前意識状態というものは、意識的悟性による意図と偽りの自己による歪みによって汚され妥協させられることがなく、実は大変純粋な状態であること、そしてもしも化け物が存在するのならば、それはたぶん、魂の領域である前意識の状態によりも、意識的悟性の中にこそ抑圧されつなぎとめられているということ、がわかるまでにも長いときを費やしました。

ときに「白昼夢」は、それが意識によるものであれ前意識からのものであれ、想像の産物ではないことがあります。ときに「白昼夢」は、身体離脱の旅に出て、別のときやところへ向かいます。そのことによりあなたは後に、どこか別の場所で起きることや、未来に起こることを、既に「目撃した」ように感じるかもしれません。そしてある人は、このような前意識状態の認知や受信《モニター》を保持することに秀《ひい》でています。このような人びとが「心霊能力者《サイキック》」と呼ばれるのです。他の人びとは、これらの旅をそれが起こったときには意識に呼び起こさずに、「既視感《デジャ・ヴ》」として体験し、未だ物理的に行ったことのない場所や、実際に会ったことのない人、あるいは自らの肉体で体験していないのにあたかも既に体験したかの如く感じる一連の感覚体験を、それらの予知体験が実際に起こると同時に想い出すのです。

　またある人びとは、これらの「心霊」体験や「デジャ・ヴ」の多くを、ごく親しい人たちに関して体験します。このことはつまり、エネルギー[10]の境界は最も親密な人や信頼を置いている人に対しては閉ざされていない、ということなのです。私たちは彼らに対して、他の人びとに対してよりも「警戒を緩める」のです。そしてそれはただ、悟性的・感情的《エモーショナリー》あるいは肉体的に緩めるだけでなく、「エネルギー」や精神に関しても緩めるのです。さらに別の人びとは、身体の内に一貫し凝縮して留まっておらず、彼らのエネルギーの境界は、信頼度や親密さに関わりなくすべての人びとに対して、よく「開放」されています。これらの人びとがより広い範囲での「心霊」体験や「デジャ・ヴ」、すなわち自分自身に直接関わりのない生命や、場所や、時間のヴィジョンを持つ傾向があるのです。エネルギーの境界には、異なる事物が異なる仕方で働きます。体験が個性や過去の学習体験とそれぞれ異なって相互作用するのと同様に、別々の体験はそれぞれ別のエネルギー境界と別の仕方で向き合うこととなるのです。悟性や認知に関する問題を一般化することが困難であるように、人の個性を一般化しまた操作することは難しいのです。それがそのまま他の個性に通用するとは限りません。同じ作品を見てもひとりはそれが写真であると思い、もうひとりは抽象芸術であると思うのです。

意識的・前意識的にかかわらず、時や場所を隔てて起こることを知覚する原因となっている共振とは、意志が個性や経験と作用し合うことです。ですから暖かみや「開放性」を持っている人びとにおける、信頼や親密さが、より「共振」を引き起こしやすくするのです。純粋に感情移入のできる人は、それが未知のものであろうとなかろうと、自分自身のものであるかのように、諸々のエネルギーと容易に共振することができます。権力に貪欲な人びとは、正に権力的なものに魅了され、不安を抱えている人は「否定的」な出来事と共振するに違いないと、正に彼らが恐れていることに誘引されてしまうものです。このような資質を長いこと周囲の人びとの中に見てきたことにより、私は感覚システムを恐れるようになりました。そしてそのような人びとの多くが感覚システムを探求するためその深みに引きずり込まれたせいで、感覚システムを「悪い」ことだと確信するようになりました。ただし幸運なことには、純粋に不安に苛まれ、権力に貪欲な人びとは、通常意志よりも悟性の働きにおいて深みにはまるのであり、そのことによって自らを、感覚システムを修得する能力から締め出してしまうのです。このことに気づいてから、私は、感覚システムを修得するに最も適した人びとは、高い水準である種の精神的「純度」を保っている人びとであり、不安や権力志向に支配されている人びとではない、ということをよほど強く感じるようになったのです。

「あなたに向かって話しているときは、こちらをちゃんと見なさい」「常識にはずれないように」「よく考えてから行動しなさい」、これらはすべて、感覚システムに対する反抗文化《カウンター・カルチャー》の一部をごく当たり前に言い表したものです。前意識の中に住んでいる人びとは、その感覚を間近なものよりもむしろ周縁地域に向けて使う傾向があり、非常に広範囲の情報を受け入れることができます。ただしそれは、悟性による判断抜きに行われるのです。このような人びとに、相手を真っ直ぐ見るよう強いるならば、また聞いたことに対して模範的な反応を示せ、気持ちを通じさせ間髪《かんぱつ》を入れずに相手の言葉に対して逐一直接答えよ、などと強要するならば、そのことは彼らを、前意識から意識的悟性へと急激に揺り戻すこととなるでしょう。多くの事柄がいちどきに進行していることに対して、自分は巧みに波長を合わせることができる、と多くの人びとが考えています。前意識に住んでいる人びとは、周囲から受け入れるものの直接性を避け、周縁地域からのもの、前意識からのものとして広範囲に受け入れるのです。より意識的に焦点を絞る人びとは、別の道を行きます。すなわち、彼らが波長を合わすべき事柄に意識的な意味を見出すために、背後の広範囲な情報を締め出す必要に駆られるのです。さらに別の人びとは、以上の両システムを維持して、その両者の間を揺れ動くのです。

いわゆる「社会」なるものは、直接対面的な関係性《アプローチ》が働くように操作します。それは「厚顔無恥の」世界です。この直接対面的関係性《アプローチ》は、常に意識に波長を合わせるよう強要する礼儀やしきたりの重要性を尚いっそう強調します。そしてこのことが、人間の生活を頭脳の一〇パーセントにしか頼らずに済ませてしまうように仕向けています。そのとき人は、通常使われていない九〇パーセントの使用を可能にしてくれる間接非対面的システムを社会が使った場合に、表現し、発見し、知ることのできるはずのすべてのことを、犠牲にしてしまうのです。つまり皮肉なことに、前意識とは主観的客観性の状態であるのです。にもかかわらず社会は、客観性の価値についての空世辞《リップ・サーヴィス》を述べたてつつ、その社会の構成員である人間に対しては、意識的悟性が常に主観的であるように強制するのです。

「注意を払う」ことを常に執拗に一面的に強要すること、「白昼夢」を時間の浪費として見ること、「私があなたに向かって話しているのだから、こちらをしっかり見なさい」と強要することは、私たちみなの裡《うち》にある神聖さを侵食することに、なりかねないのです。

認識の成り立ち《メカニクス》

感覚システムが自然に訪れたとき、「私」は純粋に意志であり、きわめて少ない悟性しか持たず、もしかすると悟性なしでした。アレルギー(11)の出やすい状態であったために、私は痛みに耳を貸さず気づかぬように見せ、明らかなアレルギー反応が出たときでさえ、悟性による意識的決断はできませんでした。このことは、私が比較的いつも、夢遊病の状態にあったことを意味します。それはいくらかゾンビーのようでもあり、蓄積された情報に反応する誘発に応じて、完璧な「自動操縦装置」を機能させるように学んでいたのです。同じ年頃の大多数の子どもとは異なり、意識的悟性の多くが欠落する中で、前意識の意志が機能しているこの状態こそ、私の知る唯一のものでした。

意識的悟性に頼ることで、意図して情報に接触《アクセス》する利益に与《あずか》ることができます。前意識の状態は、催眠から覚めた後にくる暗示のように、誘発の引き金に頼っているのです。

意識的悟性は何かを創造し、かつその創造物に距離をおく利益に与《あずか》ることができますが、そのプロセスの副産物として、自己意識と抑制を得ることができます。前意識はそのような抑制を伴わないので、そこから生まれてくるものは無制限で、ときには「天才的」なものです。しかしその副産物として、プロセスからの疎外感を伴うこともあります。プロセスと一体になりその結果しか体験できないときは、そのプロセスから意図や努力する体験は欠落し、そのプロセスを〈離れる〉報告《モニタリング》もされません。このような状態では、推論するか、よく振り返って考えてみないと、その創造を自分がしたことについて感じることは困難です。

私は彫刻の技術の意識的応用について、少しも〈学習〉したことがありませんでしたが、始めてみるとすぐに、多様な技能を使って彫刻することができました。彫刻し始めて六週間後の第三作では、実物大のきわめて精密な裸体像を制作し、それは後に銅で鋳造されたほどです。私は学校の美術の授業では、絵画を描きませんでした。けれども成人して、ようやく絵の具と筆を使ってみようと決断したとき、私の制作した作品群は、長年描き続けてきた画家のもののようでした。私は文章の綴り方を特別学んだことはありませんでしたし、設定された課題に対して純粋に学術的に応える以外、文章に表現したものをどこかに提出することはきわめて稀でした。にもかかわらず、机に向かって私の人生の物語をキーボードで打ち出したときには、一冊目も二冊目も国際的なベスト・セラーになりました。特別に出版社を捜したわけでもなく、「思いがけない」成り行きでした。また、ピアノの前に座った途端、ただの一度もレッスンを受けていないにもかかわらず、私は古典音楽《クラシック》を弾くことができましたし、今では百曲以上になっている作品の第一曲目をすぐに作曲することができました。詩は十歳頃に私の裡《うち》から湧き出し、その深みと未知に自ら驚愕させられました。自分自身に深みがあることなど知らなかったのです。それらは現在出版されていて、幾篇かは詩壇で大変高い評価を得ています。私は音楽の授業中、一度も歌ったことはありません。けれども多くの人が誇れるような声で歌うことができます。これらの技能には「サヴァン」[12]という貼り札《ラベル》がされていますが、「自閉症」の人びとの約一〇パーセントにこの傾向が顕れると言われています。そして「サヴァン」の大多数が「自閉症」です。けれどもこのような貼り札《ラベル》は、これらの技能の仕組み《メカニクス》について何も語ってはくれません。問題は、なぜ「サヴァン」技能を持っているか、ではありません。他の多くの人びとは自らに「サヴァン」を見出す前に、それらの技能を手放してしまうのに、なぜ彼らはそれらの技能を持ち続けたのかということです。

　私がこれらの作品を生み出したときに起こっていたことについての認識は、自分自身の夢で観聴《みき》きしたこととの認識に若干似てはいますが、ただし私の身体はそのときよく目醒めていて夢を見てはいませんでした。これはおそらく、気絶し卒倒していながら、身体に起きたことについての感覚、さらにはそのとき周囲にいた人たちの反応についての感覚が残っている人びとの体験に較べられるでしょう。また臨死体験を得た人びとの報告のように、意識を失いながら、あるいは肉体のあらゆる感覚を失いながらも、「見」「聞」き「感じる」ことができることにも類似しています。

私が幼かった頃のことに戻りますが、事実上純粋な「意志」であった「私」は、意識的な悟性の自己も、それに伴って生じるはずの「自己」と「他者」の境界も持っていませんでした。

悟性なしの、「風」と呼ぶべき、解釈のない感覚体験の中で、私は主回線《オフ・ライン》から外れたように宙を見つめていたのだと思います。そして私は、渦巻く流れの中に取り込まれるように感じ、その流れがあたかも私の中を通り抜けてゆくよう、また私がその流れを通り抜けるよう、そして遂に流れと私は互いが互いの一部であるように感じていました。その実体、あるいは水の流れと私は「共振する」ことができ、その流れと共に自由に流れる自分自身を感じることができ、そして驚きと共に自らの身体に戻りました。

ちょうど二台の楽器が近づくと共鳴するように、私は色や形と溶け合うことができました。私は緑色の定規を、その縁《へり》が光を完全に捉える角度に向け、キラキラ光る縁《へり》を見つめました。私は徐々に、融合点に向かって恍惚感を増し、色そのものに「成った」というエネルギー感覚を得ました。

この共振の最中にそれらの実体の形式《パターン》に捉えられ、私自身の実体と結びつく関係性には進展せずに、「私」はそのとき、「私の」身体に属するいかなる形式《パターン》の感覚からも、すなわち呼吸や心拍からも、そして身体感覚や感情《エモーション》からさえも、分離していました。

それはあたかも、外界の「他者」の出す「音量」が私自身の音をかき消してしまうようであり、それらの他者からの影響はすべて私自身の形式《パターン》よりも強い形式《パターン》で、その結果私自身の形式《パターン》は遥か背景の彼方《かなた》へと消え入ってしまい、まったく存在しなくなるようでした。そのとき私は、風の一部にも水の一部にもなれるようでした。事実、年齢を重ねた後、私は上述のような状況で、自分の呼吸が極端に弱くのろくなり、心臓の鼓動がたぶん深い睡眠時のようになるのを知りました。それはあたかも、最小限の在り方で、自らの物質としての存在を、なんとか続けているようでした。さらに年齢を重ねるにつれ、このような意図せぬ共振状態から、以前よりは上手に逃れられるようになりましたが（ときにそれは衝撃的で）、そのときの肉体への効果は、深い眠りに落ちている人に冷水をかけるようで、正《まさ》しく「戻ってきた」と感じられるものでした。

私は猫と共振し、しかし猫には一切触れずに、何時間もの間その猫の鼻先で横になっていることができました。私は公園の一本の木と共振し、その大きさと溶け合い、その堅固さ・静やかさと溶け合い、枝から葉へと伸びてゆく生命の流れと溶け合う自分を感じることができました。私は人の所持品と溶け合いました。それらの品々はその品自体の「気持ち」を持っているだけでなく、その品々がときを共に過ごした所有者の「気持ち」も担っているのでした。所有者の「気持ち」は、ちょうど印判が押されてその印影が残るように、その品自体の気持ちと共存しながらも、濁らされることなく、つまり両者は同時にしかしそれぞれ独立した秩序を持って存在する二つの組織系統《システム》のようでした。

「意志」の次元《レヴェル》において、「私」はこれらの品々の気持ちを感じ取るだけでなく、それらの品々のエネルギーとの言わば共生的物理的融合の下《もと》、それらの品々を精密に測量し描写していました。成人した後、私は「私と同じような」人と共に、ある晩のこと静かに歩いておりました。そのとき無風の風とでもいうようなものが私の中を吹き抜けてゆくのを感じ、総毛が逆立ちました。その男性にも同時に同じことが起こり、私たちは立ち止まって見つめ合いました。彼は私に「君は本物？」と尋ね、たった今私が彼の中を歩いて通り抜けたようだと言いました。そのとき私は催眠状態にありましたので、自分の身体を入念に調《スキャンし》べて実際そこにあるのかどうかを確かめなければなりませんでした。おそらく私は先述の品々ともこのような体験を分かち合っていたのでしょう。ただしその男性とは違って、品物は、私の無意識的‐無意図的身体離脱体験を自分たちがどう体験したか、私に語ることができなかったのです。

そこで私は、どれほど豊かな知識もどれほど重要な事実も一切付け加える必要のない深い熟知を、感覚することを通して、確立することができたのです。

悟性による知識と解釈は、感覚とは対照的に、外から内に向かっての熟知の確立に関わろうとしましたが、それは観察をもとにするはなはだぎこちないシステムでした。それとは反対に感覚は、内から外へ向けて熟知を確立してゆく、より純粋なシステムで、それは造り上げられた「悟性‐自己」による歪みやひずみに関わることもなく、造り上げられた「悟性‐自己」によって判断された、知る価値のあるものとないものの差別にも関わらない純粋さでした。

意識的悟性は、その学習において限界があります。学習の歩みは遅く、足は重く、情報の保存には限界があります。一方、悟性抜きの前意識状態には差別や境がありません。前意識状態は、はいってくる情報に、私的・相対的な重要度による濾過《フィルター》をかけませんし、意識的悟性ができるよりもはるかに広い範囲の情報を得るのです。前意識が情報を得る速度は稲光のようです。そして前意識は、得た情報を解釈する必要がないために、純粋にその情報を蓄積し測量してゆくのです。私の経験によれば、前意識状態での情報集積許容量《キャパシティ》は、意識的悟性のそれに較べてはるかに大きく、事実上無限です。そして修復系統《システム》も、両者では異なっています。前意識に蓄積された解釈抜きの情報の修復は、意識的・任意的な企てによる接近《アクセス》を通してではなく、催眠から覚めた後にくる暗示のように——自動誘発によって瞬時に為されるのです。

三歳になるまでに、感覚システムは私の裡《うち》で、大多数の人びとが生涯を通じて到るよりも、高く発展していました。感覚システムはそれまでに、きわめて精巧に調整されており、私はほとんどすべての事物についてその形式《パターン》と、形式《パターン》の転換を瞬時に感じ取ることができ、さらにはそれらの形式《パターン》が導く次の形式《パターン》を精密に測定しました。私の感覚システムは三歳までに十分な発達を遂げていました。それは解釈システムが、いわゆる「正常」な子どもにおいて七歳までに発達し得ることに較べられるでしょう。

私の感覚システムは非常に発達しており、緩慢で鈍重な解釈システムに頼っている人びとにとっては、私が何か予知能力を持っているように見え、実際に起こる前に何が起こるのかを言い当てられると思われていました。ところが、意識的思考による解釈に頼ろうと試みますと、私はまちがいを、それも大変なまちがいをしでかすのでした。事物に間接的・前意識的に関わろう《アプローチ》とするとき、私のシステムはすばらしく機能しました。けれども直接的・意識的に接近《アプローチ》しようとすると、私は無様《ぶざま》なほどにぎこちない意識モードに突き落とされるのでした。

三歳になったとき、それまでに解釈システムに頼るようになった他の子どもたちとは違って、私は単語や文章の意味を淀みなく、意識的に理解することはできませんでした（解釈システムの増幅を励ます社会構造からの影響が、他の子どもたちに対するようには強い作用を私に及ぼさない理由のひとつが、そこにあるのかもしれません）。

解釈が欠如しているかわりに、私は、足音の形式《パターン》の変化や表《おもて》で停車した車の音の微妙な変化から、今にも起きようとしていることを感じて語ることができました。私は、動きの形式《パターン》の転換、すなわち確固としたものから不安定なもの、流動的なもの、極端なものへと形式《パターン》が変化する、あらゆる可能性について語ることができました。ひとつのグラスが下に置かれたときの音に反応してもうひとつのグラスが置かれたその音から、そこに生じた基本的な感触や相互に作用し合う「縁《ふち》」(13)について語ることができました。私は、そこに演じられた情景と、私が感覚したものとの間に生じた不調和から、混沌が迫っているか、あるいは恐れと反動的な空気が支配しているのか、について、語ることができました。

解釈システムに頼る人とは異なり、私には問い尋ねる必要も自分自身に対して悟性的に尋ねる必要さえも、ありませんでした。意識的、意図的に、また焦点を絞って見聴きする必要さえ、ありませんでした。知り合うために意識的な努力をする必要も、ありませんでした。私は、公共媒体《コモン・メディア》で使われる意味での「心霊能力者《サイキック》」ではありませんでした。なぜそう思われていたかというと、それは単に、解釈システムよりも私のシステムの方が素早く、機械的でなく、鈍重でなかったというだけのことです。解釈システムに頼っている人びとと解釈システムの中でのことについて較べるなら、私はのろまで競争に参加すらできませんでした。ところが私のシステムでは、解釈システムを使う人びとはまるで別の世界にいるようでした。

解釈システムは、ちょうどこのシステムが生まれたての子どもにとってたぶんそうであるように、私にとっても徐々に始まりました。ただし、生まれたての子どもと違っていたのは、解釈が起こり始めていたときには既に、私は自分の第一のシステムである感覚システムにおける自己統合《アイデンティティ》を確立していたからです。ですから私がやっとのことで解釈を受け入れたにもかかわらず、解釈システムは私にとって未知《エイリアン》のものに留まり、私の自己統合《アイデンティティ》にはつながりませんでした。そして「私」は（悟性－意志－自己統合《アイデンティティ》の意味において）、解釈システムよりも感覚システムに頼り、それを信じ、またそれによって自己《アイデンティファイ》を確立していたのです。私の裡《うち》なる自己、そして後年私の「本物の自己」として他と識別するようになった自己にとって、感覚は完全無欠でした。しかし解釈は夥《おびただ》しい誤謬を犯し、頼ることのできないものでした。

他の人びとは感覚システムを使っていないように、私には見えました。そしてどうして彼らがそれを使えないのか、私には想像もつきませんでした（感覚はごく自然に訪れるものだし、信頼に関わるすべての基盤であると思われましたので、彼らがどうしてそれなしでやってゆけるのかが、やはり想像できませんでした）。それゆえ私は、彼らが実は感覚することができるという事実を隠しているのだと思っていましたし、大層な冗談《ビッグ・ジョウク》が目の前で演じられていて、誰もその内実を私に明かさないのだと感じていたのです。私はそうであると疑いもしませんでしたし、しかしそのことを恐ろしく、まことに人の信用を傷つけるものだと思っていました。私は彼らが解釈システムを持っていることは知っていました。けれども、彼らのうちの多くにとって、解釈システムだけが彼らの持てるすべてであるとは、知らなかったのです。

第5章　感覚の成り立ち《メカニクス》

人は諸感覚を通して情報を受け入れます。人は見、聴き、嗅ぎ、触れ、そしてそれらの感覚を通して情報を得るのです。人はまた動きと、それに対する身体の反応《フィードバック》を通して情報を得ています。

諸感覚を通しての情報の獲得とは、それが正に感覚するということなのですが、この情報によって実際に何かが「為された」とき、つまりひとつの過程《プロセス》を経たときにのみ、悟性はこの情報を一人ひとりの個人に即した表現方法で明確に伝えるのです。感覚作用を越えて感覚内容を消化しようとするときにのみ、解釈システムは働くのです。解釈の働きなしに起こることはみな、情報の蓄積、感覚対象の測量《マッピング》、そしておそらく反射的な作用です。

解釈には異なる段階《レヴェル》があります。はじめに名まえとしての解釈があり、後にそれを越えて意義づけの段階《ステージ》へと進みます。同様に感覚することにおいても、初期と後期の二段階があります。物質的身体を通しての感覚は、非物質的な感覚の後に来る形態であり、身体を通しての感覚が一旦始まるということは、人が自らの身体との関係性《コネクション》を実際に確立したことになるのです。

身体との関係

身体が本格的に発達する以前から既に、脳は、身体がどのように発達してゆくかについて、また肉体に基盤づけられた諸々の感覚がどう機能するかについての計画《プラン》を持っています。これが言葉の物質的な意味における受肉《イン・カーネイション》の過程《プロセス》です（花のカーネイションとは何の関係もありませんので、花の中にはいる、という意味ではありません(1)）。

身体が未だ完全に形成されておらず、感覚が肉体に基盤を置いたものになる以前の、極めて初期の段階であるこの受肉のときにこそ、非物質的な感覚が働いているのだと思われます。ウェブスター辞書(2)が受肉《イン・カーネイション》という単語の定義を、単に「肉の中で身体化すること」だけでなく、「理念《イデア》(3)を具体的な形態の中に入れること」としているのは、興味深いことです。そして私たちがこの世界に生まれる以前に私たちの身体の中に生まれていること、そしておそらく受胎とは単に生物学的な行為以上のものであることは、真実です。おそらく受胎とは、私たちの存在の可能性についての自由に浮遊している理念が、いよいよ具体的な形態の中に流し込まれることなのでしょう。確かに精神主義者《スピリチュアリスト》(4)はこう主張するでしょう。すなわち人びとは性生活を営むことができる。しかし生命を受胎させ、そしてその生命を（次の）受肉へと完璧に伝えるのはエネルギーの形態であり、このエネルギー形態の中へと生命は引き受けられてきたのであるし、あるいは意志する存在がこの特定な形態の中にはいるのだ、と。この考えに沿うならば、たぶん私たちは、私たちの両親によって受胎したのではなく、私たちの裡《うち》に潜《ひそ》む存在の可能性が物質的・具体的な形態の中へと引き込まれ、あるいは意志してはいったことにより、受胎したことになります。それは私たちが生まれると言うより、むしろ私たちが様々な段階での誕生を持っている、と言うべきでしょう。誕生とは単に表面が破れることだけではなく、何かが深みから顕れることです。死と同様、誕生にはいくつもの段階があり、その一つひとつが誕生の本質なのです。誕生はまた、非存在の遥かな深みから、より完全に表現された存在へと漸進《ぜんしん》してゆく旅の一つひとつの行程です。誕生とは、表面の破れるときが近づいていることであり、そして表面が破れた後に生涯を通じて堅固な地面を歩いてゆく、諸々の段階《ステージ》のことでもあるのです。私たちの中には、肉体の誕生以前に生まれてしまう人もあれば、肉体の誕生後も長い時をかけて、いくつもの身体へ、いくつもの悟性へ、いくつもの感情《エモーション》へと、より完全に生まれてゆく人もあります。あるいはまた、自分自身の存在やその継続に掛かり合うのかどうかを、まるで決めかねているように見える人もあります。私たちの中にある生と死の力が雌雄を決すべく闘《せめ》ぎ合う最中、つまり私たちの意志が生死について不明確で、優柔不断で、不安定で、また凍りついたままであるとき、私たちの肉体的、悟性的、感情的《エモーショナル》、精神的な成長は、一時的に、あるいは長期に亘《わた》って妨げられ、歪められ、脇へ逸《そ》らされるのです。

意識的に「知ること」すら未だ訪れていない、人生のこの早い段階においては、形式《パターン》や共振の感覚が、おそらくなおも存在しているのでしょう。私たちの受胎がより具体的になってゆくにつれ、もしも私たちの身体が母親からの独自の形式《パターン》とその形式《パターン》からの変容のみを通して形成されたものであるなら、私たちは発達してより物質的になった身体形姿によって周囲の環境と接触するようになるでしょう。この時期何らかの身体的反応があるとすれば、（身体の動きに対しては）無自己的にその動きの模倣であり、（音に対しては）おうむ返しであり、その反応は鏡に映る姿のように歪みなく、悟性も働くことがありません。なぜそのような反応になるかと言うと、諸感覚は未だ解釈ぬきに蓄積されているからです。私たちはまず意味の中に生まれ、悟性にとって替わられる以前の意志を使ってそれらの意味の使い方を磨いてゆくのです。

時が経つにつれて、身体が発達するだけでなく、身体に関係づけられた知覚器官による感覚も発達します。そして実は生まれる以前からすでに、諸感覚は通常、肉体に基盤づけられたものになっているのです。大多数の赤児は生まれると同時に、世界に対して機敏に目を動かし、ただ見るだけでなく、能動的に注視し探索を企てます。耳はただ聞くだけでなく能動的に聴き取ろうと試み、手は感じるだけでなく伸びて何かに届こうとし、そして身体は動くだけでなく意図によって行動しようと努めます。

ところがときおり何らかの理由で、視覚、聴覚、触覚の機能を働かせずに、注意や反応がないように見受けられる人びとがいます。このような人びとのことを私は、非誕生の誕生、あるいは部分のみ誕生の誕生と捉えてきました。精神主義者(4)の内には、このことについて、未だ完全に受肉していない状態、と言及している人びともいます。意志は肉体の形姿にまで働きかけることをあきらめ、するとその形姿の遺伝的弱点が悪化して、あたかも意志が身体への付着に失敗するかの如く、徐々に退化してゆくのです。通常このようなことは高齢になるまでは起きないのですが、最も若い生命においても起きることが確かにあります。ときには周囲の環境に帰すことのできる目に見える原因によって起こり、ときにはおそらく環境とは一切関係のない精神的・霊的な原因によるときもあります。さらにある人びとにおいては、このたび特定された生命の形姿から意志されたものすべてを受け入れたのであり、悟性の要求は顧みられない、ということもあるでしょう。

悟性へ受肉してゆくことの、以上のような不能や遅滞は、情報のプロセスが働かないことによって起こるのかもしれませんし、おそらくその原因には、循環機能や自己免疫力や新陳代謝《メタボリック》の問題があげられるでしょう。これらはヴィタミンやミネラルの合成を妨げ、血液中の酸素やブドウ糖の水準調整を狂わせます。そして物事を継続して解釈してゆくために必要な情報プロセスの効果的な働きに欠かすことのできないものの一部あるいはすべてに支障をきたすのです。首尾一貫した解釈ができなくなれば、情報に過負荷が生じ、解釈の働き《メカニクス》が絶えず不安の原因になるということ自体を避けられるようになります。そしてこのことは、解釈システムに対する反－自己統合《アンチ・アイデンティフィケイション》とも言うべきもの（拒絶反応）を展開させ始める可能性があると同時に、感覚システムにおける自己統合《アイデンティフィケイション》を育てる巣にもなり得るのです。さてその一方で、これらの認知作用があるべき発達に支障をきたすという正にその理由によって、意志はそれらの認知作用が本来為す包括的理解や注意との戦いにそれほど強く関わらなくなる可能性もあるのです。こうして起きた回避的消極性は、感情《エモーション》の体験や制御について責任を持つ頭脳の諸領域やホルモン体系の発達の貧困さにつながりかねません。ちょうど筋力の強さや健康な脚力による運動能力《キャパシティ》の使われることがなければ、それらは使用を駆り立てられることもなく無駄になってしまうように、物事の認知の発達やあるいは情緒についても、おそらく同様の結果がもたらされるでしょう。たとえば、なぜ、認知機能を司る頭脳の特定領域を損ねた脳卒中の患者が、肉体的に相当高齢であっても、技能を再発達させることが充分に可能であったり、あるいは損傷の及ばなかった他の領域を意志が励ましてそれらの技能を肩代わりさせる、などということがあるのでしょう。さらにはそれに反するように、それらの技能を失わなかったにもかかわらず、その成長を励ますことを怠った多くの人びとには、なぜ同様のことができなかったのでしょう。そしてもちろん、そのような意志をまるきり持たなかった人が、後年それを働かせて、上と同様の驚くべき上達を見せる場合もあります。

周囲の環境が破壊され、あるいは衰退したために、意志が関わりを失う、ということはまずあり得ません。解釈システムが放棄されるのは、意志の問題ではなく全く別のいくつかの理由によります。それらの理由の根源は、人が今生《こんじょう》の生活において大地に足を踏み降ろしたときよりも、はるかに遡ったところに横たわっているのです。

意志は原初的であると共に、高度に鋭敏な創造物で、悟性よりはるかに遡った、感覚による記憶を所有しています。大地に縛られた肉体への幽閉と、悟性と解釈への幽閉を課せられる以前の、自由の時代における感覚的記憶を担っている意志は、解釈や見せかけのシステムが丁重な歓迎のもとで着手されることに対する本能的な嫌悪感を持っています。煮え切らない意志は、凄まじい勢いで生命の中へと引き込まれたと同時に、そこから逃避してゆくのです。もしもその結果、情報プロセスの問題が生じて、そのことがさらに、抑圧する解釈システムによる拒絶だけでなく、首尾一貫せず不便な感覚システムによる拒絶を根拠づけるなら、特定の表現形態を持った生命の中での精神性の進化は、相当に限定されたものとなるでしょう。

身体の中に完全にはいらなかった人びとは、未だ初期の形態を持って「そこ」にいます。それはちょうど梯子を幾段か踏み外した人が、それでも完全に下まで落ちずに幾段か下に踏み留まっているようなものです。乳児期から幼・少年期そして成人期に到るまで、物質的肉体に基盤を置いた諸感覚を機能させていない人は、おそらく早期の成長段階からの非物質的感覚を未だ使用しているのでしょう。また次のように、言葉を換えて言うこともできます。肉体の成長は継続してきたが、神経や認知作用の特定面の成長が初期の段階において滞るか、あるいは遅れている、と。

これらの生まれながら生まれきっていない人びとは、しばしばこの状態からある程度までは脱《ぬ》け出すことができますが、発達遅滞と呼ばれたり、発達異常、更には発達不能などとさえ呼ばれます[5]。そして結局、彼らの多くは、それまでに蓄積された発達の遅れを取り戻すために多くの年数を費やさねばならないにもかかわらず、他の人びとがするのと同様の方法で、諸感覚を使い始めるのです（遅れを取り戻すための年数は、その後に続くべき発達の進め具合がどれほど残虐なものであるかによって決まります）。たとえば、アインシュタインやモーツアルトは四歳か五歳になるまで話すことができませんでした。ヴァン・ゴッホにも発達における何らかの影響があったと考えられています[5]。私も個人的に、十二歳になるまで言語機能や社会生活における技能が働かなかった人を二人知っています。そのうちのひとりは、今や天才音楽家でパイロットの免許を持ち、もうひとりは大学で子どもの成長についての学問を修めた後、宗教学を教え、講演家でもあります。このことは、彼らの悟性が成長を望まなかったのではなく、――それどころか悟性はしばしば成長を強烈に望むものです――、むしろ何らかの理由によって彼らの意志が悟性の要求に反したため、成長の速度が、本来あるべきよりも弱まりまたその活動が停滞した、ということでしょう。様々な理由が考えられます。悟性にとって関心事でない信頼が、感情的《エモーショナリー》に欠落していること。悟性によって体験することのない、世界の荒涼と不純を強く感じ取ってしまうこと。背後に隠れるための外見を確立しないで、表現の要求に対して傷つき晒されているように感じること。自己表現まがいの、社会に受容されやすい芸当《パフォーマンス》に悟性が一役買うことをせずに、そのまがいものの世界の中で明確に自己を表現する図太さが欠落していること、などです。

周囲の環境を理解することを望まないように見える人びとを、「遅滞」、障害、狂気、あるいは感覚の損傷などと決めつける必要はありません。[6] 彼らは他の誰もが使っている解釈システムを使用するかわりに、彼ら自身のシステムをまだ持っているのかもしれません。彼らは、一見発達が遅れているようですが、実は他の人びとがはるか以前に置き去りにしてきた感覚システムを、未だ使い続けているのかもしれないのです。

私は、私の周囲の環境を感じ取るために、非肉体的感覚を使い始めました。私は目で見ることができましたが、それは通常の視力のように当たり前には生じませんでした。当たり前に生じなかったのは、私が視力を必要なものとして体験しなかったからです。

何事も私に衝撃を与えはしませんでした。解釈も判断も思考も、起こることがなかったからです。目を開けたまま眠っている人のように、それほど奇怪《グロテスク》でない姿のゾンビーのように、私は宙を見つめ、事物を透視しているようでした。もちろん私は生き返った死体であったわけではありませんが、ある意味で私が「生まれながら生まれきっていない」というのは、全くの誤謬ではなかったでしょう。

私は聞くことができましたが、耳を傾ける必要性を感じませんでした。それで私は聴覚障害があると思われました（実際二歳のときに聴覚障害の検査をし、そして再び九歳のときにもしています）。突然の大きな騒音に対しても、私は反応を示しませんでした。それは私が聾者《ろうしゃ》であったからではありません。というのも私には確かにその音が聞こえており、それどころかたぶん他の人びとにとってよりも大きくはっきりとした音だったでしょう。けれども私は、その音を消化《プロセス》し解釈して、通常に本能的・肉体的接続をする能力《キャパシティ》を持たなかったために、音に反応することがなかったのです。

私は触覚を持っていましたが、自分から触れようとする必要を感じませんでしたし、また痛みを感じることができないと思われていました。私は肉体に訪れた感覚を感じることはできましたが、その感覚は呼び起こされるまでに時間がかかり、流動的で、特定の位置や意味を持っていませんでした。実のところそれが内側で起こっているのか外にあるのかを感じ取る、発達した感覚がありませんでした。情報が知覚されても、消化されず解釈されずに留まっていたので、反応することがなかったのです。

三歳と五歳の間のどこかで、私の身体が私を呼びました。それは電話か何かで呼ばれたようではありません。それはちょうど、身体がその存在を開始したようでした。あたかも身体が聴け聴け、応えろ応えろ、と私に口やかましく言っているようでした。はじめ私は、人から自己制御力を奪い去ってしまうような感情を与える事物に対する当たり前で本能的な行動をとる如くに、この未知の侵入者に耳を貸さないようにしました。後に私は、肉体に結びついているこの感覚の罠から逃れようとしました。まず、精神的に逃げ出そうとし、次に肉体的には、内側にいる「そのわたし」を窒息させようとするこの苦しみを取り除こうと張り手を喰らわせ、拳骨を見舞い、そして後には――やはり肉体的に――走り去ろうとしました。けれどもこの忌まわしい代物は、すぐに私を追いかけてくるのでした。私の知るかぎり、私の身体は感覚するための道具としては歓迎すべきものでした。しかし張り合おうと自ら意志を持つ身体としては、蛭《ひる》のような存在で、たまたまそこに居合わせただけなのに、気を利かせて席を外すこともなく、厄介払いもできなくなってしまうのです。身体は私の知る初めての敵でした。

第6章　共振について

私の身体は、外界よりの知らせである刺激を物質的に受け止めて感覚することが一切ありませんでした。けれどもやがて三歳か四歳になる頃までには、私の中の一部が、その知らせが誰の仕業かわかるようになり、そして私の諸感覚は徐々に肉体に基盤づけられたものになってゆきました。このことが起きると、物事に反応するようにもなりましたが、ただしそれはあくまでも不随意で無差別の累積結果であり、他者の行為や音を無意味に繰り返す鏡像の如くで、そこには意識もなく、選択肢もなく、意図もなく、悟性もありませんでした。

この年齢までに、他の子どもたちは解釈システムを得ており、自分のことをしっかりと把握し認知していました。そして感覚・知覚したことを表現するための、また欲求の満足を遂げるための、言葉や所作を探し出していました。けれども私は、依然として感覚システムの中に留まっており、そこに周囲の環境を束ねる包括的概念は未だ誕生していませんでした。

対象物との共振

私は、物事と「ひとつになる」（「共振」）感覚から、実際に手で触れる方法に変えました。単に周囲の事物を自らと融合するものとして、ただ「引き受ける」のではなく、今や分離して存在している実体《エンティティ》としての事物へ向かって、身体的に接触しようとし始めたのです。

私の発達状況は感覚情報の消化《プロセス》に影響を及ぼしました。私ははいってくる情報を適切に濾過することができず、そのためそれらの情報による感覚の洪水に見舞われていました。情報を濾過する能力《キャパシティ》は、相対的で私的な意義づけのための、ある程度経験を積んで成長した感覚を求めます。そしてこの位階《ヒエラルキー》に到達したことから生じたと想われるものが、ある種の変質自己《メタ・セルフ》、疑似自己《プソイド・セルフ》、あるいは虚偽自己《フォース・セルフ》であり、それは悟性から徐々に生まれてきたものです。

この濾過作用なしに私は感覚の洪水に見舞われ、そのことによって一連の強制的な受容へと導かれました。そのうちのひとつが、「単一《モノ》」であることと私が名づけたものです。

単一であることとは、次のような状態でした。すなわち、私は周囲の事物との単純な融合を超えて進んでいるのに、外と内から同時にはいってくる情報を消化する能力は未だかなり制限されていた、ということです。たとえば、私は木の材質を感じ取ることができました。ところが実際の身体的行為として木を手に取るなら、私は自分の手の感触を感じないのです。私はテレビのチャンネルを変えることもできましたし、自分の手を感じることもできました。しかし私の手が何とつながっていたのかという感覚には欠けているのです。このことは私自身の身体の諸部分に関しても同様でした。自分の顔に触れたとき、その肌触りを感じることはできましたし、〈あるいは〉手に受けた印象を感じることもできました。しかしその両者を同時に感じることはできませんでした。私は揺れ動く知覚の変換を絶えず行き来する状態にあるか、あるいは二つの感覚経路のうち、どちらかひとつの道筋に留まっていました。私にとって、肉体に基盤づけられた感覚を使用して事物の性質を探求することは、それまでよりもはるかに自然になりました。けれども事物の性質に関する私自身の身体感覚内容を消化《プロセス》することなしでは、それは未だ知覚作用として、あたかも、「私」は存在していないが事物は有る、あるいは事物は存在しているが「私」は無い、というようでした。

おそらく「単一」状態《モノステイト》という正にこの知覚状態《コンディション》こそが、私ならではの肉体に基盤を置かない感覚を、より通常の知覚発達をした他の誰もがそうであるような、情報過剰なシステムにならぬように歯止めをかけていたのでしょう。このことはまた、別の方法でも論じることができます。「自己」と「他者」を同時に感覚することを要求しない非肉体的感覚を、少なくとも三年間は強く働かせて生活していた後では、通常の知覚発達に必要な、頭脳による多様な働きは起こらず、それどころかおそらく、そのような頭脳の働きは他の諸機能と入れ替わってしまったのであろう、と。

対象物、あるいはその外観との共振に、試してみる、ということはあり得ません。試すとは悟性による行為で、悟性は意識、堅牢な意識活動であり、それは意識的な「自己感覚」を持つことです。対象物と一体になるとは、その対象物そのものに成ることであり、それは分かれて同時に存在することをそのまま感受する感覚によっては為し得ません。

人が意識的な自己感覚を持つとき、そこには常に「他者」からの分離が存在し、また分離する可能性が存在します。意識的な自己感覚を持つとき、人は情報を濾過し、感覚による経験を解釈します。そしてこの意識的自己感覚は、情報を濾過する能力《キャパシティ》を構築する一方で、どのようにして外界の事物を私たちが知覚するのか、その知覚を私たちの内側での仕方に限定し始めます。私たちはもはや、それらの外界に存在する事物を、厳密にそのものそのままとして受け入れることはできません。そのかわり、このような早期の相対的・私的な意義づけの測量《マッピング》は、認知の網を張り、すでに蓄積され解釈されている一群の情報をもとに新しい情報を理解する、という形でそれらの情報を受け入れてゆくのです。

「自己」と「他者」を同時に感覚することがないと、未だ個人的な体験を持ってはいても、新しい情報を濾過し、純粋な感覚的（そして純粋に肉体的な欲求）体験を更に超えて解釈する、集中的な体験解釈組織を築き上げることができません。

対象物の外観やその対象物そのものと共振し、また融合することは、意識的な選択も意識的な興味や好奇心も要求しません。選択も興味も好奇心も、悟性による行為です。あなたが対象物やその外観と共振しても、その対象物や外観に、あなたが手を届かせてそれを得るまでには到っていません。けれどもそれらは、あなたの中にまで、ともかく届いてきたのです。

子どもでも成人でも、その諸感覚を（悟性と混同してはいけません）鋭敏に覚醒させている人がいます。

彼らはときに、あまりにも鋭敏に覚醒しているため、因習的な社会構造の内部での生活に、現実的に対処することができないのです。なぜなら、因習的な社会構造は、はいってくる情報を適切に消化することのできる段階にまで悟性を発達させるように要求するからです。

上記した感覚の鋭敏さが有るのには、遺伝によって受け継いだもの、また後天的に得た生物化学的なものなど、あらゆる種類の理由が考えられます。注意欠陥障害[1]（ＡＤＤ――しばしば、サリチル酸塩や石炭酸《フェノール》、とくにそれらが食品添加物や砂糖に混入されているものに対する食物アレルギーによって助長される）と呼ばれる発達状態を持つ子どもや成人は、彼らの感覚を通して受ける「他者」からの砲撃に関して多くの場合、ほとんど選択の余地がありません。望みもせず必要でもない情報を適切に濾過して取り除くことができないので、ＡＤＤを持った人びとは、本来ならば自らが感覚の諸体験を「掴む」ところを、その逆に、訪れる感覚体験によって「掴まれる」のです。ですから、ＡＤＤを持つ人がひとつの思考内容を持続することや、複雑で決められていて意図的である行為をし遂げることに、しばしば少なからぬ困難を感じるのも、けっして偶然ではないと思います。

以上のような「呼び声」、つまり外から飛び込んでくる「他者」の感覚に、情緒的関係性や象徴的意味を当てはめることもできません。共振の諸体験は統制されてはいますが、情緒的・象徴的に始まるのではありません。共振体験は無差別的に始まり（そしておそらくほとんどの場合そのまま残り）ます。

ところで、この共振を可能にするために私たちは、内面に刻まれている精密な遺伝情報を必要としてはいないでしょうか。私たちは、巨大と極小の感覚、極薄や軽みや重みそして堅固としたものの感覚、あるいは楽に進行する物事、また少しの譲歩も得られない物事についての感覚を、私たちの内に精密に刻み込むことができるための、肉体に基盤づけられた経験を幾らかでも必要とはしていないのでしょうか。もしもそれらが必要でないのなら、どのようにして私たちは、それについて何の概念も持っていない体験を感覚することができるのでしょうか。答えはこのとおりです。すなわち、私たちは解釈し理解するために概念を要求しますが、感覚し経験するためには概念を要求しないのです。諸概念が生まれるのは、私たちが感覚し体験したものの〈解釈〉を通してです。

共振と人びと

ここで問いを立てることができます。もしもそこに、意識的で自他を同時に感覚できる自己感覚によって体験に反応することや、その体験を意識することが皆無であったとするなら、融合する体験、共振する体験には一体どのような意味があるのだろうか、と。

もちろん、このような融合と共振の場面を、通常の経験的事実認識に基づく意味で言い習わされている「深い体験」と呼ぶことはできませんが、それでもこれらの体験が最も深い体験に属していることは、まちがいないと思われます。おそらく、唯、死においてのみ、全くの「他者」体験へ、時や空間の感覚もなく、過去と未来そして現在ここにいるという感覚もない何かへ、自らを完全に委ねてしまうことを、いつか再び私は知るのでしょう。体験と区別されなく〈なる〉までに自己が完全にくるみ込まれてしまうほどの、深い体験はないのです。それはあたかも「神」を知る如くです。

すべてを飲み尽くさんばかりに深くまた燃えさかる炎の愛の中へ、融合への飽くなき渇望と共に飛び込んでゆく蝶の如き飛翔[2]を、一度でもしたことのある人に尋ねてみてください。そしてそこまで行ったことのある人は、何と融合したのか自問してみてください。そして一体になるという新たな存在のあり方を語らんとする人はまた、次のように問いかけることもできます。それならばなぜ、この融合がまるごと知られるという実例が、ほとんどないのか。それがたとえ垣間見える煌《きら》めきであったにせよ、それさえほとんどないのか。それはあたかも、「自分なるもの」がプロセスの中に正に姿を消す如くに、突如感じることなのか、と。いいえ、おそらくそれは、自分なるものが姿を消す、ということではないでしょう。そうではなく、その人が事物と分離していること、また分離しうることが姿を消すようになる、つまり分離しなくなるということです。おそらくそれは単に、悟性が自らを「自分なるもの」と考えることが、それ自身の個別性や分離性の体験に依《よ》っている、ということなのでしょう。

私は常に、融合へと向かうそのような大いなる感情《エモーション》こそが死の脅威なのだ、私が懸命に獲得しようと努め、そして持ち続けようと努めた自分なるものを失う脅威なのだ、と感じていました。にもかかわらず私もまた、件《くだん》の蝶のように、愛という炎へと引き寄せられていたのです。ならば「愛の中に」融合することのみが、悟性による「自分なるもの」の感覚を転覆させるに充分な強さを持つ力《フォース》なのでしょうか。そしてこの悟性の死の中で、私たちの真の内的自己は生まれ（あるいは再生し）、偽りの自己という重荷と悟性による操作や組織から解放され、その分離にそもそも内在する孤独という弱点からも自由になるのでしょうか。

故に私たちは、病に患《わずら》い、衰え弱まり、年齢を重ねる身体に携《たずさ》わる、悟性による自分なるものから去る準備のできたとき、生《せい》の束縛から離れて、死もまた自由なのだと言えるのでしょうか。ところが私たちの文化は、死ぬことと死の途上にあることを私たちが怖れるように、また同時に死をもてあそぶように、仕向けられています。

おそらく、人間が自分自身についても他者との関わりにおいても、最も大きな葛藤として持っているものは、自己と他者との間に起こる潮の満ち引きの平衡を取るために、事実を曲げ人の目を欺《あざむ》きごまかすことでしょう。おそらく両者を統合した感覚そして両者を同時に感覚できる感覚は不完全で絶えず揺れ動き、すべての生物化学的変化や陰陽の不均衡に従属するでしょう。

人の使う言葉は気紛れです。たとえば「愛」とは何でしょう。愛は人によって異なるものです。まず悟性の愛というものがあります。この愛は人が得ようと取り組むもので相性や親密度や好みに関わるものです。この愛は、自己統治と自己制御を伴うものです。この愛はまた、出合うことであり、その出合いを重ねて親密度が増せば強力になり得ます。

ところが、何の好みも選択もなしに、磁石に引き付けられる留め針《ピン》の如き、自身の裡《うち》に見出す愛もあります。ここでは、相性は問題に上りません。親密さは余計です。そして好みや選択は無効です。ここには、悟性による自己統治も、「自己制御」も存在しません。この第二類型の愛は出合い向き合うことではなく、溶け合うことであり、耽溺することであり、そもそも強力です。

第一類型の愛しか知らない人の中に、第二類型の愛を知りたいとしゃにむに求める人びとがいます。常に波打つ潮に押し流され、引き込まれ、再び水面に浮かび上がったときには方向性を見失う人びとがいます。これらの人の中には、生涯をかけて第一類型である「自己制御」の愛を望み続け、次なる大波の訪れを注意深く見張って、その波を操ろうとするか、あるいはその波から隠れようと、無駄な抵抗を企てる人たちがいます。

対象物と融合するのと同様、私は特定の人物とも融合しました。私はこの融合を、極度に集中した制御し得ない感情移入《エムパシー》・交感と呼びました。

多くの人が感情移入《エムパシー》・交感と同情《シンパシー》・共感を混同します。けれども共感《シンパシー》は交感《エムパシー》の反命題《アンチテーゼ》と言ってもよいほどのものです。共感《シンパシー》は自己と他者の両者を同時に感覚させます。一方交感《エムパシー》は、ある人物に対して、〈自分があたかもその人物であるかの如き〉感情を深く呼び起こすのです。

スーパーマーケットで品々の間を通り抜けていたとき、誰かが何かにぶつかって大きな音を立てただけで、私は肉体的に痛みを感じました。あるいは脚をけがした人の近くにいれば、私はその痛みを自らの脚に感じました。間に何も隔てるものがなく人の隣に極端に近づいて立ったときには、刺すような痛みや悪寒が私を捕えようとしました。それはあたかも、彼らのエネルギーが私に作用したかのようでした。人が裡《うち》に情緒的な痛みを持ち続けているとき、それを彼らが表情などに出しているか否かにかかわらず、私はその痛みを感じることができました。そして私は、彼らが痛いふりをしているならそのことも、彼らの表情が本来そこに発しているエネルギーといささかのつながりもないことも、感じ取ることができました。

彼らの痛みを感じたとき、私はその痛みを私の裡《うち》に感じ、そしてそれと同時に、あたかも特定の周波が私のアンテナに干渉してきたかの如く、私自身の感情との持続はすぐさま分断されました。同様に動物の痛みや、更には樹木の悲痛さえも、それが物質的なものであろうと、精神的《スピリチュアル》-感情的《エモーショナル》なものであろうと、感じ取ることができました（それらは、期待感から為されるか便宜上為される悟性の憶測でありながら、悟性による自己暗示的で疑似感情であるものの表現と、混同されてはなりません）。

融合は様々な形態を取ります。「愛すること」の磁気作用は、それらのうちの一形態でしかありません。けれども多くの人びとが探し求める形態です。

ある人びとは大変に異なった仕方で私と融合しました。彼らは目に見えない壁の内側に沿って歩き回っているようでした。彼らがいかほど優雅に微笑み、また親しく見せようと試みようとも（またそう望もうとも）、私は彼らの壁を感じることができました。私は表面に見せかけられているものと共振するのではなく、彼らの壁をあたかも自分自身のものであるかの如く受けとめるというように、事実に共振したのです。彼らが壁を隠そうとすればするほど、私はその壁を鋭く感じ取ったのです。

ところが別の人びとは、何の苦もなく私を感情的に捕縛しました。彼らのひと触れ、一瞥《いちべつ》が、私を圧倒し、それは蜘蛛の巣をはたきで払うように容易《たやす》く、私の中の自分なるものが掃き出されてしまう感情でした。物とならば、囲われ、受け入れられ、暖かく、そして独立したものとして感じました。けれども人間とは、感情が抑制できず脅威を感じてしまうのでした。波立つ潮《うしお》によって悟性の「自己接続」が洗い流されてしまうのは、稲光のような速さとてつもなさで、あたかも死の怖れのように感じました（そしてそれは悟性による「自分なるもの」の死でもあったのです）。それは瞬時の死に過ぎなかったにもかかわらず、時を越えた虚空すなわち現存在の永劫普遍性の中にあって、死の脅威以外の何物でもありませんでした。「胸が高鳴る」「死ぬほど」「失恋」等の言いまわしは、時を越えたものが慣用句という平凡さの中に迷い込んでしまった現実を、表現しているのかもしれません。

私がまだ小さい頃、人は私の部屋に出入りし、ときには私が居るのを確かめもせずにはいってきました。私は彼らと融合し、私の感覚における「実体《エンティティ》」、それはおそらく「わたしのもの」として認知していたエネルギーだと思うのですが、その「実体」は、彼らと共に部屋から出て行くのでした。そして私の身体が私の実体を呼び戻すと、あたかも私が鋭敏な知覚の転換をしたかのようでした。それはあたかも、私自身の身体に戻ってきたことがわかって、びっくりしているかの如くでした。

ある人びとはこのようなことを望み、またある人びとは恐れます。このようなことを望む人びとは、しばしば貪欲さや否定的観念と共に、恐怖心や欠乏感から生まれ、他者を支配する欲望であるところの「悪」と共に、望むのです。

十代の頃、特定の人びとが不正な理由によって私の有様を魅力的に思い、そして私は危険な体験をしたことを学びました。後になってしかし、そのことは少しも危険でなかったことがわかりました。危険でないと思ったのは、この種の人びとが、自らの力《パワー》獲得のためにそのような「能力」をいくら望んだとしても、そして彼らが自らを欺《あざむ》いたとしても、彼らはその能力を自分たちの統制できる範囲内に留めるでしょうし、私の経験によれば、事実上これらの人びとにそのような体験が起きるには、彼らはあまりにも歪《ゆが》んだ悟性で似非《えせ》自己を形成し、あまりにも意識過剰な自覚心を持ち、あまりにもあからさまに利欲を先立たせてしまうのです。

次に、このような体験を恐れる人びとには、恐れる理由など実は何もないのです。このようなことが起きる人びとは、上述したいわゆる歪んだ悟性による似非《えせ》自己をそもそも持ち合わせていませんし、これらの方法を使って傷つけ、害し、あるいは他人から何らかを奪い取るほどの、あからさまに意識過剰な自覚心も有していないからです。もしも犠牲者がいるとすれば、それは「他者」からの砲撃によって、時間と空間と、身体への結びつきと、悟性による自分なるものの表現との接続を、絶えず粉砕される人です。そこでもし選択が与えられたなら、件《くだん》の能力・方法を持っている人びとのほとんどが、それらなしの、より平安で着実な人生を選ぶことでしょう。

共振と場

人は風の中に立って、それが温かい風か冷たい風か、強い風か優しい風か、感じることができます。風は音符の数の限られた楽器のようです。空間や場との共振は、肌に感じることのない風です。それは無限の音符を奏でる楽器です。

たとえ目を閉じていても、暖かい部屋が冷たい「気持ち」を持ち得ることがあるのです。窓が開いているのに、窮屈な「気持ち」のする部屋もあります。実際に音を聞き物を見ることがなくとも、たとえどこか家の外の風の吹くところにいたとしても、包み込まれ、また閉じ込められている「気持ち」のする場があります。その場で人は、自分自身の思考内容と感情《エモーション》から全く独立して存在しているのです。

刺すような痛みや身を震わせるおののきが、ある人びととの共振において私を捕えるように、それらの痛みやおののきは、ある特定の場との共振においても私を捕えます。これはおそらく人が、体験による影響を吸収するのと同様、場も、そこで起こった体験による千変万化のエネルギーを吸収する、ということです。ときおり、時間体験が断片的で連続していないときがあるなら、それはおそらく、ちょうど前の年のビア・パーティでビールがこぼれた絨毯に残った匂いが一年たった今でもまだ匂うことや、あるいはまた、数秒前に握手した「感触の刻印」の名残りが体験されることと同様、ある場所での「気持ち」の名残りを感覚することができ得るということなのでしょう。

私にとってこれは、肉体に基づいた諸感覚に頼るようになる前の、場についての肉体に基づいていない感覚でした。ある人びとはこのようなことを、それがあたかも「特別な人びと」に属するものであるかの如く「心霊能力」あるいは「透視眼」などと呼びます。けれども私は、それらの術語は無知に由来するもので、私たちに益するどころかときには却って害を与えるものであり、自分のことをどういうわけか壮大で他者よりも上にいると思い込むあまり権力と地位を求める、そういう人びとの手の中に弄《もてあそ》ばれる言葉だと思います。

犬や猫や馬は、この感覚を有していて、しばしば人や場の気持ちを察知します。それでは一体、人間がそのような自然の能力《キャパシティ》を失うに到るには、いかなる訓練が関係していたのでしょう。あるいは別の問いが立てられるとすれば、これほどに権力と地位にすべてが向かうように仕組まれた社会の中にあって、もしも権力と地位の助けにならないのであれば、それらの技能は一体何の役に立つのか、というものです。

肉体に基づかない感覚は、身体を必要としているにもかかわらず、主には「精神」と呼び得るものを使用するのであり、このことがやがては、感情《エモーション》として知られているものへ進化してゆくのだと、私は感じています。

人は、悟性に駆られた疑似《プソイド》・感情《エモーション》を誇示し、そしてそれらの感情がまるで本物であるかのように擁護することを、学べるのです。ある人びとにおいては、悟性の支配が大変に強くなり、そのために感情が余計なものになってしまい、疑似‐感情の演技《パフォーマンス》によってとって替わられるのです。一方、別のある人びとにおいて、感情は未だ存在している精神性の核心にあるのです。肉体に基づかない感覚から肉体に基づく感覚への移行は、本質的には、精神と感情に対する信頼から、精神と身体の統合に対する信頼への移行なのです。

肉体に基盤づけられた感覚と欲望

大多数の人びとは、まず目と耳を使って解釈します。けれども私たちはそのように始めてはいない、と私は思います。

私が肉体に基づかない感覚への信頼から離れたときも、外からはいってくる情報を目と耳で稲妻の如き速さで解釈することを必要とする認知能力を、未だ発達させてはいませんでした。情報は、あたかも無意味な印象の積み荷のように、どっと押し寄せてくるのでした。私は解釈を通してではなく、肉体に基づいた感覚を通して私の環境と「知り合い」、そしてそれはまず、触覚によって始められました。

私は材質や外観や表面を、口に含み、手で押さえ、頬に当て、そして（強調しますが）裸足で、感じ始めました。ピカピカして滑らかな表面、堅く冷たい面、トゲトゲして粗い面、押して触れると跳ね返してくるようなパンパンに張っている面、ザラザラした面や、もろくひび割れている面です。触れることを通して、私はそれらの寸法と形状を知るようになり、特定の材質は「親しい友人」となり、特別に訪れる場になりました。

私は事物の外見的な形姿ではなく、私自身の肉体を動かすことによって体験したそれらの形姿を通じて、それらの事物を知る行為に携わる、肉体に基づいた感覚による精密な測量・写像作業《マッピング》を発達させました。それ故、たとえば、グラスを手に持ちまた歯で噛みくわえて感じるならば、グラスという私の概念は、「グラス」という言葉やその見た目やその用途とは何の関係もないものでした。グラスという私の概念は、その形状を感じることに伴う動きの形式《パターン》に関わることだったのです。

後年私は、対象物をトントン叩いて音を生み出すことによって、その事物を精密に測量《マップ》しました。かくしてそれらの対象物は、自身の出す音によって知られるに到ったのです。対象物を見るかわりに、私はいつもトントン叩いてその本性を確かめるのでした。視覚による認知は、話し言葉による解釈が為されるまでの長きに亙《わた》り、断片的で、混沌として筋道立たず、場当たり的で信頼できず、意味のないシステムでした。

私は空間を音と動きによっても知りました。ある部屋を横切ったときの歩数とその音響によって、私はその空間との親密さを知りました。つまりこれは次のようなことです。すなわち、私は特定の空間で特に周到に繰り返し音を立て、あるいは突然試しに音を立てます。こうしてその部屋に対する親密度や、他の部屋との類似性が確認されるのです。

後には、匂いや、噛んだ跡によって、対象物や場そして人に対しても、親密度が試されました。すべてこれらのことは、自分自身の外側にあるものの存在についての体験を把握することへの入口だったのです。

つまり私の状態は、視覚・聴覚障害者のそれと似ていなくもなかったのです。外からはいってくる情報を濾過することができず、情報の洪水に見舞われて、起きていることを文脈を保って消化することができなくなるほどでした。私は意味上の視覚・聴覚障害者としてだけでなく、文脈上の視覚・聴覚障害者としても、取り残されたのです。ときには感覚体験が一切解釈されず、私は感覚のみの中に取り残され、名まえを求めようともがくのでした。そしてまたときには、意味を名づけられたとしても、意義づけすることはできませんでした。

私は聴覚・視覚情報の統合を犠牲にすることによってのみ、それらの情報を直接的そして意識的に知覚することができました。私は部分は解釈できても、全体を失いました。鼻を見るなら顔全体を見失い、手を見ても、そこから続く身体を見るなら、部分部分以外のことがわかりませんでした。言葉の抑揚を聞き取るならその言葉の意味は失われ、あるいはそれらの単語の意味を得るためには、それぞれの単語が独立し聞こえるように、抑揚をつけずに話すという犠牲を払わなければなりませんでした。

とはいえ、意識的悟性は、事物を受け入れる唯一の方法ではありません。前意識状態は、事物を直接にではありませんが、間接的に受け入れます。周縁知覚[3]を使って、通常受け入れていることに気づかないすべての知を私たちは蓄積するのです。事物を間接的に、周縁から受け入れることにより、断片的な知覚は起こりません。事物はよりまとまって見えるようになり、文脈を保って続くようになりました。ただし、悟性に揺れ動く直接的な視覚・聴覚は、第一義的感覚として一貫して頼ることのできるものにはなりませんでした。にもかかわらず私は私で、未発達には留まらず、自分なりの、通常とは異なる発達を果たしました。視聴覚障害者のように他のシステムを、多くの人びとがそれらのシステムを発達させ得るよりは、はるかに十全に働かせたのです。

社会性の体験

未だ共振と非肉体感覚に頼っている者として、「社会性」ある体験は私の切望し続けていたものでした。自分自身と外界を同時に感覚することができなくては、そこに「社会性」というしっかりした概念もありませんし、それ故「自分が孤独であること」の認識も生まれません。これらの概念や認識の体験は、人間としての共有体験のひとつであり、物理的に仲間を探し求めようと人を動機づける衝動です。これらの衝動に身を委ねることができなかったので、その衝撃に起源する行動様式すなわち――本来、人を感覚対象物として捉える以前に人は人として扱うという行為――などは、よくてせいぜいいい加減、悪ければまったく存在すらしないのでした。

大多数の人びとは、このような状態を動物の属性であるとします。彼らは人間というものを、この状態を通り越して進んだ存在、感覚や欲望から判断や解釈へと進んだ存在、すなわち身体性から悟性へ移行するものとして見るのです。

人の本性を感覚すること

人は通常、人と「知り合い」ます。そうしてその人の本性《ほんせい》の像を形成するのです。これが、意識的悟性による、知ることなのです。悟性には分析し、比較対照し、学び取ることが伴います。悟性には判断が伴います。悟性には解釈が伴います。悟性にはしかし、この知的行為の妥当性を確かめるための、自分の感情による反省《フィードバック》は伴いません。悟性は感覚に由来しながらも、感覚を越えて進むものであり、感覚を道具として使いはしますが、それを背後に置き去りにします。

悟性は、情報が蓄積され、その情報が新しい情報の解釈のために使われるに従って、発達します。私たちは生まれながらにして悟性を発達させる能力《キャパシティ》を授かっていますが、しかし充分な情報を蓄積するまで、そして新しい情報の解釈のために、蓄積された情報を使うことができるよう、その情報を統合する働き《メカニクス》を頭脳が修得する以前は、私たちは頭脳を持ってはいても、悟性を発達させているとは言えないのです。

人びとが解釈システムを発達させる以前、彼らはある種の自己還元《セルフフィードバック》の形態を未だ有しています。彼らの感情は自らに、彼ら自身と他人との共通点や相違点について語ります。――他人と調和しているか、それとも不調和が生じているか。――他者の存在が、その他者を排斥しようとする力《フォース》が働くことによるのか、それとも他者を撃退する力が働くことによるのか。――あるいはまた、他者の存在が、その他者を受容しようとする原因となっているとき、それが人を受け入れたい気持ちによるのか、それともその人に惹かれる力《フォース》が働くことによるのか。これが本能で、この本能は動物が持っているものであり、動物はこの本能を使って人間のことを、人間が自分は誰で、またどのように在りたいと努力している、などということとはまったく無関係に、感覚するのです。それは、脅威に関しての特に目立った身体的知覚の兆候が何もないのに、身の毛もよだつような感覚やぞっとする寒気、引き離され顔を歪めまた全身を強張《こわば》らせるような気分が感じられるときのことです。

ある種類の動物は、他の生き物の匂いを嗅ぐことさえもする以前に、その生き物を「知る」ように見えます。そのとき彼らが感覚しているのは、その感覚対象となった生物との共振のための能力《キャパシティ》が調和しているのか、その調和の欠落あるいは対象物と共振できない不調和であると、私は思います。人間の言葉によって「edge　縁《ふち》(4)」と私が呼び習わすに到ったものを、動物は感覚としているのだと思います。

Edges　様々な縁《ふち》

ふわふわの縁《ふち》、羽毛の先を持つ人は、私を虫のように身悶えさせる
「レモン」のように絞られると
私は彼らに感染する

その中には優しい人がいる、愛《いと》おしい人もいる
陽気にはしゃいでいる人もいる
母のように近しい人、息苦しいほど親しい人
身を寄せて抱きしめたくなる枕のような人もいる

固い縁《ふち》、角《かど》を持つ人は、しっかりとして頼りになる
彼らはこぶしを振り回さない、ぶち壊さない
私を優柔不断にさせない
頭に混乱を来《きた》させない

その中には論理的で、責任感あり、
信頼厚く、よく気づく人がいる
社会の柱になる人がいる
他の誰にも代われない大切な役割を持つ人もいる

鋭い縁《ふち》、刃先を持つ人は、切れがよい
彼らは素早く、一方で事を見逃す
重い重い自我《エゴ》を担い
真《まこと》の自己を秘匿《ひとく》する

彼らは人を罠にかけ
陥《おとしい》れ
また縛りつける
親しい友人として登場したかと思えば
憂鬱で皮肉屋の道化(5)のように煙《けむ》に巻く
もろい縁《ふち》、あわいを持つ人は、砕けやすい

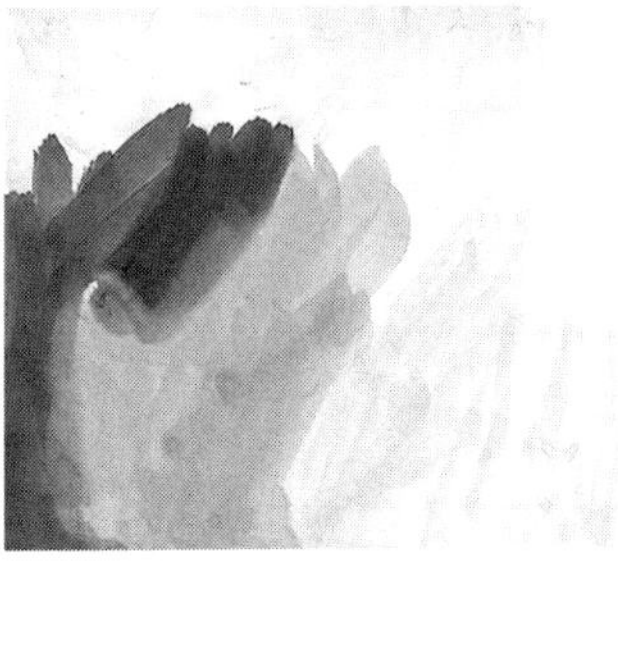

てきぱきとしているが、へまも多い
煮えきらないし、つまらない
そういう「もろさ」を、「着飾り」隠す人もいる

もろい縁《ふち》を持つ人のなかには
世界をもてあます人がいる
すぐあれこれのせいにしたがる人もいる
せっかちに駆け回る人もいる
落ちてばらばらに崩れる人やぐずぐず混ざる人がいる
世の世知辛さに押しつぶされる人もいる

それからどの縁《ふち》も少しずつ持つ人がいる
それらを互いに見え隠れさせ
そのとき恋人は化物になり
天使にもなり、詐欺師になる

いずれかの縁《ふち》を少しでも見つけると

それだけ好んで残りを嫌う人がいる
えり好みをしてひとつを気に入り
残りは無視し、憎悪する

自分と戦う人がいる
正しくあるため、正しくするために戦っている
自分の中の幼な子を見捨て
また滅ぼすために戦っている

悪魔か、それとも天使なのか
平手打ちをし、拳骨を上げ、絞め殺す
もつれに気づくこともない
それが彼らの自分である

私は人びとを、彼らの持つ「縁《ふち》」によって理解しました。羽毛の先のようなふわふわの縁《ふち》を持つ人びとは通常、陽気で温かい雰囲気を持っていました。これらの人びとは情緒的に外向きで、終始一貫してためらうことなく、感情《エモーション》を自由にそして湧き出るままに表

現していました。

これらの人びとは、あちらこちらへ漂い流れ、あるいははずんでゆくように見えました。彼らは感情《エモーション》の多様な波に捕えられ、基本的には悟性によって支配されることがありませんでした。これらの人びとは他者に引きつけられ、その交流は彼らに、魂の滋養を供給しているかのようでした。

彼らとの交友は、人が等しく持っている湧き立つ感情の雲が人生の大空を飛び去って行ったかのように、感情が押し流されるようでした。自由に流れ出す彼らの感情《エモーション》の諸々は、伝染する効き目が強く、感情《エモーション》を恐れその影響に制御を失ってしまう私にとってはあまり扱い易くはありませんでした。けれどもこれらの人びとの存在は、しばしば気分を高揚させるもので、悟性によって支配されている人びととの厳しさ強さはありませんでしたので、そのように私の最も好きな人びとが、実は側《そば》にいて処するに最も困難な人びとであるということは、皮肉でした。

これとは対照的に、角のような固い縁《ふち》を持つ人びとは、感情《エモーション》を統治することができました。彼らは感情《エモーション》を操ることができました。感情《エモーション》の流出は制御され、ときには強く抑制されました。

彼らは、必ずしも説明的で分別くさい堅物《かたぶつ》ではありませんでしたが、自分というものを持っている人びとでした。この人びとはしばしば外交的で、悟性によって支配されており、通常には明確に定義・限定された条件の下《もと》で他者と関わり合い、広く自由に交流することはありませんでした。それでも彼らは人のことを気遣い、それも相当に深く気遣うことができました。ただしこの気遣いは、悟性の実用性と計画性、そして彼ら独自の現実とたぶんその健全さに立脚して維持されている個人的な客観性によって可能なのでした。

固い縁《ふち》の人びとは、毅然《きぜん》として明確な人びとで、彼らとの交友においてあなたは、ある種確実で予測可能な安心感を持つことができます。たとえあなたが、あなた自身、これから先に起こることについて皆目見当がつかなくとも、これらの人びとは普通、何らかの見通しを持っているものです。

刃先のような鋭い縁《ふち》を持つ人びとは、予測のつかない人びとでした。彼らの表現様式《パターン》はしばしば混沌として途切れ途切れ《スタッカート》でした。彼らは何かにつけて反応する人びとでした。論理的・実用的・決断的悟性によってではなく、造られた疑似自己、と私が呼んでいる自己弁護的悟性によって、基本的には支配されていました。

鋭い縁《ふち》の人は、高いカリスマ性(6)を有することがあり、また見た目に情熱的なこともありました。彼らは、自分というものを持っている人びとではありませんでした。一般的に彼らは、物事に反応し人に反応することに深く頼っていたのです。

これらの人びとは、すべてが彼らのもとへ跳ね返ってゆき、そして反応する原因となる、という現実の中に暮らしていました。このことは彼らが、世界に対するきわめて直接的な感覚により、高く動機づけられているという、誤った印象を与えかねません。けれどもこの動機づけは大変特殊なものであり、固い角や羽毛の先の人びとの動機づけとは、もちろん全く違います。

鋭い縁《ふち》の人びとは、強く見せかけることができますが、自分を持っていないので、その強さとは自己防御における強さで、耐久力や自己認識を伴う内的な強さではありませんでした。

私は鋭い縁《ふち》の人びととの交流において、楽な気分になれたことがありませんでした。そして私の生活も既に相当混乱していて、ときに大変芝居がかったこれらの人びとの中に、慰みを求めるのでした。

ガリガリした縁《ふち》を持つ人びと（またはガリガリした先でひっかく人びととも呼ばれます）は、単に鋭い縁の人びとを水で薄めたに過ぎませんでした。

これらの人びとは強く見せかけていますが、真に内的に確固たる自己を有するというよりは、なんとか「自分を保っている」のでした。私はこのような人びとを、私にとって特別な存在として親しくするような選択は、一度もしませんでした。これらの人びとは、もし許されるのなら、踏みつけて回りたくなるような人びとでした。

ガリガリの縁《ふち》の人びととは異なり、あわいの感覚を持つもろい縁《ふち》の人びとは、かつてはふわふわの縁《ふち》を持つ人びとであったのが、何らかの理由で人生における痛手を負った人びとでした。もろい縁《ふち》の人びとは、壊れやすく、ときにはごく緩やかな防衛的反発を起こしますが、けれども大半は内へと向かう結果になるのでした。私はときおり、ふわふわの縁《ふち》がもろい縁《ふち》になった人びとに対する深い交感・感情移入《エムパシー》を持ちました。なぜならば私は、彼らがかつてはふわふわの縁《ふち》を持っていたこと、あるいはこの先変わるにしても、鋭い縁《ふち》ではなくふわふわの縁《ふち》に戻る潜在力があることに対し、尊敬の念を持ったからです。彼らがもろい縁《ふち》に変わるときの痛手を、私はほとんど感じることができたほどです。

ときに人びとは、共に誰といるかとは関わりなく、もっぱらひとつの類型《タイプ》の縁《ふち》を持っていました。別の人びとは、交友関係に応じてひとつの類型からもうひとつの類型に変わりました。それはあたかも、人間が事物とは異なり、生命の複雑な構造と経験に対する反応において、本質的に分断されあるいは多様化するかの如くでした。また若干の人びとは、このような人びととのより劣った部分を引き出して目立たせることができました。

私は、アルコールやドラッグ、あるいは食物のドラッグに似た効果や食品添加物など化学的なものへのアレルギー／過敏症が、異なった縁《ふち》を前面に出す理由になっている人びととの交友関係の中にいました。私の母を例にとれば、彼女は本質的には、鋭い縁《ふち》を有していると私が感じる人びととの交友関係の中に生きていました。しかしその交友関係において、彼女自身は基本的には固い縁《ふち》の人であり、かなり酒に酔ったときに場合によってはもろい縁《ふち》の人になり、けれどもその内側に根本的には、痛手を負ったふわふわの縁《ふち》の人間が存在することを示しているのでした。

食物や、添加物などの化学的物質を受け付けないことによる深刻な影響で、それらの特定の素材は私の固い縁《ふち》の側面を目立たせましたが、それに等しく他の素材は、私のふわふわの縁《ふち》の側面を極立たせ、場合によっては鋭い縁《ふち》さえも前面に出すのでした。そして私を、しばしば突然、以上の三つの縁《ふち》である論理性と感応性と防御－反発性の間で揺り動かすのでした。

縁《ふち》の感覚は社会的な行動とは何の関係もありません。固い縁《ふち》の人びとはふわふわの縁《ふち》の人びとと同様に、静かで優しい声の調子で赤児をあやすことができます。鋭い縁《ふち》の人も、大変共感の持てる友人やカウンセラーになり得るのです。固い縁《ふち》の人が、きわめて表現豊かな喜劇役者や芸達者《エンターテイナー》になることもありますし、ふわふわの縁《ふち》の人が実務に忠実な会計士や、あるいは弁護士になることもあるのです。

人の私的な振舞いは感情《エモーション》や悟性によって駆り立てられます。振舞いはある種造り上げられた振舞いの自己の反映であり、この振舞いの自己は、悟性による学習内容の保持に由来しています。振舞いはまた、内的な自己、感情の自己《エモーショナル・セルフ》——縁《ふち》の感覚の反映です。

縁《ふち》の種類に関わりなく、人は、すべての人は感情《エモーション》の全領域を有しており、悟性からの興味も、悟性的《メンタル・》動機づけ《モーティヴェイション》そして／あるいは感情的動機づけ《エモーショナル・モーティヴェイション》も身につけているものです。諸々の縁《ふち》の感覚は、形式《パターン》の中に見出すことができます。——ただしひとつの行動や表現の形式《パターン》の中にではなく、多様に異なる行為や表現の諸々全領域が混成された像の中に見出されるのです。そして人は、それまで覆《おお》いをかけてしまい込んであった形式《パターン》で、彼らの内的自己には何らつながりがなく、自然に流れ出ている通常のものとははっきり対比させることのできる形式《パターン》を、使うこともできます。

床の上を歩くときの足の踏み方も、異なる縁《ふち》によって変わります。それはその人が、爪先立ちで歩いているのか、急いでいるのか、落ち込んでいるのか、幸せなのか、などとは関係ありません。どのひとりの人間においても、床の上に足がどのように置かれるかは、覆いをかけてしまい込んであった非自己《ノン・セルフ》の形式《パターン》が使われるときと、それに反して足の運びが内的自己につながっているときでは、大変に異なったものになるのです。同じことが食卓にグラスや皿を置く置き方にも通用します。それはそのときの目的や気分《フィーリング》とは関わりなく、どの縁《ふち》であるか、あるいはそれらに覆いがかけられ、またそれらが使い果たされてしまっている様子を、表現するのです。更には同じ類《たぐい》のこととして、すべての動作や所作や声の出し方の速度《ペース》や調子は、その意図や思い描こうとする像に関わりなく、縁《ふち》を表現しています。

縁《ふち》の感覚は、「見かけ」を越えた「実在」です。それらはうわべを越えた真実です。それらは、修得され造り上げられた疑似個性という覆いを越えた本質です。縁《ふち》の感覚は自分なるものの確立です。すなわち身体に合う服も変装する衣装も取り払った、自分なるものの身体です。

固い縁《ふち》の人が、修得し保持してきたものでない、自己と結びついた行動として、部屋を横切るとき、たとえそれが何ら深刻なものではなく、目的や意図がなかったとしても、私は自己制御によって生み出された確固たる自己の所有性、つまり彼らがしっかりと自分を持っている様子を見聞きすることができます。もしその人が、内なる自己に従って何かに手を伸べようとし、あるいはそれを下に置こうとするときも、私は同じことを見聞きします。その人が修得し保持してきた覆いなしで咳をし、くしゃみをし、笑い、泣き、金切り声を上げ、また話すとき、私は彼が固い縁《ふち》であることを聞き取ります。そしてその人が自然で自由に流れ出した、修得したものではない自己として、座り、立ち、表情や身体言語を見せるときも、固い縁《ふち》であることがわかります。

幸せであろうと、くつろいでいようと、困惑する状況に置かれていようとも、固い縁《ふち》の人びとの足取りは、彼ら自身そのままに、堅実で床をしっかり踏みしめます。これまで保持してきた行動様式でなくグラスが持ち上げられるとき、たとえ不安定な状況であっても、彼の堅実さと自己所有性は失われません。固い縁《ふち》の人が、これまで保持してきた覆いぬきで咳をしまた笑うとき、そこには内的本能的な抑制が表出し、その声には秩序と一貫性が聞き取れます。すなわちこの抑制は意識されたものではなく、その人の内に優位を占める縁《ふち》の感覚と直《じか》に結びついたものなのです。

ふわふわの縁《ふち》を持つ人の足が、うわべを取り繕わずに床を踏むとき、そこには抑制なしの自由が、ふわふわの縁《ふち》の足跡として記されます。そしてこのことはふわふわの縁《ふち》によるものであれば、いかなる表現であっても——意図のあるなしにかかわらず——、あてはまります。ふわふわの縁《ふち》の表現は首尾一貫したものですが、ここで言う一貫性とは、身体を通して自由に流れ出る表現のことであり、それは制御のきかないものです。このような精神は身体の内に、固い縁《ふち》の人びとのように整然と堅実に留まっていません。それよりも、ときには身体から滲み出るように見えます。

鋭い縁《ふち》を持つ人による偽りのない表現は、「途切れ途切れ《スタッカート》」の気分です。表現の速度《ペース》や調子は、そのときの気分や意図に関わりなく、明らかに一貫性のない気紛れなものです。それは、静かなワルツの途中で、出し抜けに弾かれた鋭い音を生む指先に近い感触です。鋭い縁《ふち》による自己弁護的悟性の支配のもとでは、その表現も、ふわふわの縁《ふち》と共に流れ出す自由な表現に較べれば、しばしば不調和なものです。

動物も人間と同様、諸々の縁《ふち》を持っています。そしてそのことの可能性を示しますと、長期に亙《わた》って継続的に人間の許《もと》で暮らす動物は、純粋に野生の仲間たちと暮らしているときよりも、ちょうど人間がそうであるように、より断片的で多様な縁《ふち》を持つようになり、より多くの偽りの表現（無自己表現）を修得し保持するのです。

木々が縁《ふち》の感覚を持っていることを示しましょう。それは次の通りです。すなわち、これら木々の持つ縁《ふち》には、人間による関わり（あるいは「世話」）に頼っている場合と、そのような環境から独立して育つことが想定された場合とでは、かなり異なった影響が及ぼされるということです。おそらくこのことがかつて、木の精神と著述されたものなのでしょう。そして私はまた、特定の風や水の流れにも縁《ふち》があることを、感じたことが確かにあります。

私は固い縁《ふち》を持つ仔犬とふわふわの縁《ふち》の犬に会ったことがあります。私はまた、固い縁《ふち》を持つインコと鋭い縁《ふち》を持つ猫に会ったことがあり、そしてもろい縁《ふち》の馬を持っていたことがあります。私は二頭の姉妹の羊を飼っていましたが、そのうちの一頭がふわふわの縁《ふち》で、もう一頭が固い縁《ふち》でした（そして固い縁《ふち》の方はよくなつきました）。また二匹の豚もいましたが、一匹はふわふわの縁《ふち》でもう一匹は鋭い縁《ふち》でした（鋭い縁《ふち》の方がふわふわの縁《ふち》をいつも追い立てていました）。私は固い縁《ふち》を持っていると思われる二本の木に出会ったことがあります（私の木の友人たちの中で最も思い出深いうちの二本です）。木々の中には、縁《ふち》の感覚が欠け、また弱いものもたくさんありました。それは鉢植えのものに特に顕著でした。ここから推測できることは、いかなる生物であってもそれらを「非人間的」あるいは「反人間的」に扱うことは、その生物の精神を苛《さいな》め、たぶん縁《ふち》の感覚と呼んでいるものを鈍らせます。――この感覚はその生物の精神的感覚、あるいはその生物が外界との境域に有するエネルギーによる外界との関係性について言っているのであり、修得された悟性による社会性の建設、つまり躾、飼い慣らし、訓練等についての心得のことではありません。

縁《ふち》の感覚は解釈とは一切関わりがありません。意識的悟性によって縁《ふち》を感覚することはできないのです。あなたは前意識的悟性によって諸々の縁《ふち》を精密に心に刻みますが、もしもあなたが幸運にも夢をよく想起することができる方なら、あなたは常に白昼夢を見ることのできる能力者でしょうし、外の波長を内の波長に合わせることができる人なのでしょう。であるならあなたは実は、あなたの前意識的悟性による未知の知を、意識的に訪れることのできる恩恵に与かっているのです。あるいは少なくとも、その未知なる知の表現が自ずと飛び出してくることの許される恩恵を授かっているのです。

縁《ふち》の諸感覚は、人は〈何故〉そうするのか、ということとは、何の関わりもありません。縁《ふち》の感覚はただ、その人は〈誰〉と問う気持ちのみに関わるのです。その人が誰かを問う気持ちは、その人が〈何〉をして生きているかとも関わりがありません。何をして生きているか、という問いの多くは本当に、その人が〈誰か〉、どのような内的世界を持っているのか、とは一切何のつながりもないのです。ですから多くの人びとが、実は自分は、これまで憶測し、ふりをしていた自分とは違うのだということがわかり、あるいは自分が期待をし、また自分自身はそう感じているのだと悟性的に確信していたようには、実際には感じていなかったということに気づいて、大きな衝撃を受けるでしょう。

多くの人びとが、彼らが〈誰か〉ということと、彼らが〈何〉をしているかということが一致しているのだと憶測していますが、それは彼らが〈誰〉か、と、〈何故〉ある行為に及んだのか、とが、関わりのないのと同様に、一切関係ありません。さて、今やあなたは大変困惑されたことでしょう。

〈ある人の内にある最も優勢な縁《ふち》の感覚は、その人が《何》をしたかとは何の関わりもなく存在しています。〉

周囲の社会から私たちは、「芸術的タイプの人」というものが存在し、そしてふわふわの縁《ふち》の感覚を持つ人びとはしばしば「芸術的生活様式」にはいってゆく、と教えられています。ところがもしも芸術作品をよく見るならば、それらがふわふわの縁《ふち》の人びとと同様に、固い縁《ふち》の人びと、鋭い縁《ふち》の人びと、もろい縁《ふち》の人びとによってても制作されていることがわかるでしょう。事実、ふわふわの縁《ふち》で感じる人が極めて自由な表現性を持ち、たとえ彼が「芸術的生活様式」に生きることをときには心地よく感じているにしろ、その表現性において実際あまりに抑圧されていないため、却って固い縁《ふち》や鋭い縁《ふち》の人びとほどには芸術作品を世に発表しようなどと〈要求〉しません。そしてこの〈要求〉がしばしば、芸術を通して表現しようと人を動機づける原動力になっています。

固い縁《ふち》の人びとは、彼らが自由になることを求める自己表現を、芸術制作においてさえ制限するという点で、より技術に依存しているのかもしれません。鋭い縁《ふち》の人びとは、物事に対する反発を芸術を通して表現した上で、芸術によってその反発を自ら具体化したということにすら反発し、制作した芸術作品を貶《おとし》め、隠し、また破壊します。

このように、縁《ふち》の感覚は、人がいかに行為するのかという傾向を表すほどには、その人が何をするか、その行動内容を規定することはないのです。縁《ふち》の感覚の影響がより見て取り易いのはたぶん、筆によって描かれた作品よりも、その人がどのように筆を持つかにおいてです。ただし、社会の中での学習が、絵画の内容や様式とともに筆の持ち方さえも規定しているときには、その限りではありません。

ふわふわの縁《ふち》で感じる弁護士は、もし交感《エムパシー》・感情移入を自由に表現することを許さないように訓練されるか、納得できる他の弁護方法を代わりに使えるよう訓練されることがなければ、本能的に交感《エムパシー》・感情移入によって案件に関わる傾向を持つでしょう。固い縁《ふち》の弁護士は本能的に、より論理と動機によって案件を進めながらも相手の理解に訴えようと努めますが、それでいて尚《なお》も「交感《エムパシー》を持って」振舞うよう訓練されるかもしれません。鋭い縁《ふち》の弁護士は本能的に、挑発や衝突を使う傾向があるので、より冷静に忍耐強くなるよう訓練されるかもしれません。社会学習は、いかなる本能にもその表現方法を教え込むことはできませんが、それを後部座席に押し込めるようにして、目立たなくさせることはできます。にもかかわらず、社会学習がたとえ本能を葬り、二度と働かないようにし、錆びつかせ、余剰物にしたとしても、それを消し去ることはできませんし、蜘蛛の巣だらけの古文書の中からその断片や残骸を見つけ出して修復再生することは常に可能なのです。「真の自己」の再生においては常に、利益がもたらされることもあれば、報いを受けることもあります。そこでは自己への忠実さと開かれた悟性とを比較検討する必要性に迫られるのです。もしも悟性の面のみを考慮するなら、あるいは現状を狭い視野でしか見られないのなら、そしてそのことで真の自己が再生すると期待されるならば、それはあたかも再生の地アヴァロンを探す(7)如き難題でしょう。

解釈のみによって生きる人は悟性によって生きており、この王国では、すべての事物は要点を持っています。もしその要点がまだ発見されていないか、まとめられていなかったとしても、要点があることに変わりはありません。悟性によって生きる人にとって当たり前の質問は、縁《ふち》の要点、あるいは魂の要点は何か、ということです。これらのことは、一体私たちに何を語り得るのでしょう。

悟性によってのみ生きる多くの人々が、魂の存在を疑います。多くの人々が悟性のみを信頼することに甘んじ、これまでに彼らが修得したすべての形式《パターン》が、彼らの「真の自己」、彼らの「感情」について語っていると思っています。彼らは偽りの感情《エモーション》や偽りの体験を、本物のそれらと区別することができないのかもしれません。真の感情《エモーション》や内的な体験から波長が外れているので、彼らはこれまで蓄積してきた学習内容が複雑に組み合わさってでき上がった思考内容こそが、魂との対話であると信じ、そして彼らは表層を越えて見ることができないでしょう。彼らは自分たちの所有する自己妄想をすっかり信じこむかもしれませんし、これまでに蓄積してきた学習内容や巻き込まれた様々な事件を知ることと、自分自身を知ることとを混同するでしょう。

諸々の縁《ふち》の感覚は、私の縁《ふち》が誰に適合するかを私に語ってくれました。すなわち、いわゆる魂の対話とは、感じることに基づいているもので、思考に基づくものではありません。縁《ふち》の諸感覚は、人びとがどのように異なっているかを表す「感じているものの絵画」の幾枚かを私にくれました。すなわちときを越え、生活の変化や見かけやうわべとは無関係に、持続する絵画です。縁《ふち》の感覚に頼ることについて言うなら、私のことを、私の持つ諸々の縁《ふち》によっても知っている、特別な人たちがいました。彼らにとって私は、いつでも立ち寄ることができ、また何年も会わないでいるような人間でしたが、私が再び扉をくぐるたび、別れた時点にすべては戻るのでした。たとえ数年の時が過ぎ去っても、たとえ人生において起こり得る、行動様式やその他諸々の物事の変化があっても、縁《ふち》の感覚は変わりませんでした。

感覚する人びとのところへ、私が前触れなく帰ったときは、彼らもまた、すべての物事を最後にあった位置から再び始めてくれました。感覚しない人びと（つまり、感覚よりも解釈に頼る人びと）のところを前触れなく再訪すると、彼らは何だかとても驚き、それどころか、最後に会ったときから彼らは「大変多くを通り抜けてきた」し、自分たちは「変わってしまった」と感じているにもかかわらず、私が以前と同様の関係を想定していたことに、とても衝撃を受けた様子でした。私にとっては、その人が誰であるかという核心は変わることがなく、たとえ特定の人や場所や出来事がその人の縁《ふち》の感覚からある人びとを移動させ、たとえその人が別の誰かや別の物事や別の場所の縁《ふち》と共振してしまっていても、その人の核心には何の変わりもありませんでした。私との関わり方は変わったかもしれません。ときに応じてしてきた物事、服装の傾向、交友関係、音楽の趣味、思想、すべては変わります。にもかかわらず、その人――彼らの感覚する縁《ふち》――はけっして変わることがないのです。

私は造り上げられた自我《エゴ》と悟性と身体の世界、生活と流行の世界に住んでいました。けれどもすべて私が見たものは、諸々の魂であり、それ以外のものはみな、瞬時に通り過ぎる背景のような情報でした。他の人びとは、その情報を重要な前景として瞬時に捉える悟性的能力《キャパシティ》を修得していました。そして私はそのずっと後から、それらの情報の景色を確かめるよう訓練されていたのです。

第7章　答える機会を自らに与えること

多くの人びとが感覚することを思考することと混同します。彼らは「すべてがここにあるとおりではないと感じる」と言いますが、それは実は、「すべてがここにあるとおりでないと（悟性的に）疑わしく思う」という意味です。

感じること、感覚することは、悟性以前に始まっています。感覚することは疑わしく思うこととは何の関わりもありません。疑いは学習に由来します。その学習は解釈に由来し、自分と他者との相互作用が様々な形式《パターン》をとって貯蔵されたものです。

ところが感覚することは、それよりもはるかに基礎的なものです。生まれたての仔牛が初めてその脚でかろうじて歩くとき、あるいは猫が初めて幾匹かの仔猫を生んできれいに舐めているとき、その牛や猫は、果たしてXをする後にYが続くかどうかなどと疑ってはいません。牛や猫はただ本能の語るに従っているだけで、それは日々の生活における悟性的学習が始まる以前に既に感覚されている何か、すなわち善なる予感です。人間もまた、この予感を持っています。しかし私たちは、すべては悟性によって学ぶ必要があると確信するようになってしまったのです。私たちは悟性のことを私たちの神と崇《あが》め、物事は自然に運ぶものだ、という感覚への信仰はほとんど持ち合わせていません。にもかかわらず私たちは何ら教えられることなどなしに、健全な形式《パターン》を作り出しているのです。たとえばそこに二人の人間しかいなかったならば、たぶん彼らはある種の意志伝達《コミュニケーション》システムを形成して、それ以前には存在していなかったにせよ、何らかの言語らしきものを見つけ出すでしょう。私たちは今でも、生まれたての仔牛のように、自らの脚や腕の動き具合を探り、歩き方を学び、対象物に手を伸べてそれを巧みに扱うことができるように学ぶでしょう。私たちは今でも、嗅覚《きゅうかく》によって焦点を絞って探り、また味覚して、遂には食べられるものと食べられないものを区別するでしょう。私たちは今でも、居心地のよいところと悪いところを区別することを学び、雨風をしのぐ住まいを見つけるでしょう。私たちは今でも、経験によって情緒を励まされ、そして私たちの情緒は少なくとも感覚したものから形成されるのです。何ら教えられることなしに、私たちは今でも、私たちの周囲の世界に存在する感覚的諸様式《パターン》を吸収することができます。ちなみに私たちは後になってその周囲の世界から、徐々に、より複雑な解釈の諸形式《パターン》を形成するようになり、それを「思考」と呼びならわすでしょう。

人は現在までに学んできたものすべてが、どこに発していたのかを忘れています。ときには誰に教えられもしないのに、ある発見が偶然、あるいは探求によって、為されます。そして最良で最も役立つ発見は非常にしばしば、論理的思考に導かれるものでは少しもなく、純粋に偶発的なものです。ある子どもたちや大人は、教えられることによって学ぶのではなく、教えられたことを度外視して学ぶのです。学校へ一度も行かなかった人も、あるいは学校で何も学ばなかった人も、商品のラベルから読むことを学びますし、テレビで繰り返される言葉から話すことを学び、小説や読み物から社会情勢を理解するようになるのです。以上が教えられることのない学習です。しばしば私たちが人に物事を教える際に、私たちはその人たちに彼ら自身の思考プロセスを進めるのを助けていると思っていますが、実のところ私たちは、彼らのものではなく私たちの思考プロセスを使うように教えているだけなのです。「教える」状態の外側で、「学んだ」と思われることが、個的な意図性のない見知らぬ異邦の小さな挿話《エピソード》がしばしばそうであるように、産み落とされてゆくのです。おそらくある人びとにとって学ぶことはそれほど困難なことではなく、自分のものとは感じられない旅行鞄を、持ち歩いて使いこなさなければならないことのほうが、ずっと厄介なことなのです。

何かが表面的にそう見える通りではないと感じたなら、「見かけ」（つまり悟性によって解釈され得ること）と、感覚されること（身体のみによって感じ取られ、感情《エモーション》によって確信されること）との間に不均整が起きているのです。見かけと実在の間に矛盾が感覚されなければ、自己の内で身体と悟性の調和が、経験に応じて保たれます。そこに均整が存在するのです。

一方、経験の「見かけ」は、何かがあなたのためではないという、非常に明白で強烈な悟性の伝達《メッセージ》を与えることがあります。けれども身体はその経験について悟性が考える通りには応えないのです。すると感情《エモーション》が、悟性の考えている、あなたのためにならないものとは、実は「そうなるべき」何かのことだと主張します。そこで感情《エモーション》と悟性との間に、どちらが行為を統治するかの争いが行われるのです。

人は「まがいものの感情《エモーション》」を発達させることができます。この疑似感情《エモーション》は、真に感じられている感情《エモーション》が、悟性が期待する反応と矛盾している場合か、あるいはそのときの感情《エモーション》について悟性が不都合を感じ、厄介に思い、あるいはまた社会性における不利益があると判断する場合に、特に顕著です。ここでは悟性が、その人間に対する完全な支配を手中に収めています。悟性という倉庫には、感情《エモーション》領域に存在するあらゆる感情《エモーション》表現が陳列《ディスプレイ》されており、ある経験に対する悟性の解釈に応じて期待される感情《エモーション》が、その列《ディスプレイ》の中から取り出されて並べられるのです。まがいものの悲しみ、まがいものの幸せ、見せかけの興奮、見せかけの恐怖、偽《にせ》ものの罪悪感、偽ものの恥辱感、偽もののきまり悪さ、そして真似事の愛を、人は発達させることができるのです。それどころか人は、偽《いつわ》りの微笑みや偽りの大笑い、そして空涙までも陳列することができますし、真の感情《エモーション》の存在しないところで、それらの感情《エモーション》まがいを百パーセント本物であると信じられさえするのです。人がなぜこのようなことをするのか、その理由は広範囲に拡がっています。彼らは情緒的にきわめて敏感なのかもしれず、真の感情《エモーション》に圧倒され困惑するのかもしれません。彼らは真の感情《エモーション》が感じられるときに起こる制御の喪失を恐れ、また不安に感じるのかもしれません。彼らはかつて、感情《エモーション》に強く影響されて傷つき易くなっていたときに人生の痛手を蒙ったかもしれず、それで今は、この見えない敵に対して自らを閉鎖しているのでしょう。あるいはまた彼らは、感情《エモーション》とその作用が、自らの受け入れた生活様式《ライフスタイル》には収まらないということを、意識的あるいは無意識的に決めてしまったために、単にまがいものの感情《エモーション》を発達させるのかもしれません。

人は機能としての疑似感情《エモーション》を、特定の社会的関連においてのみ働かせるかもしれませんし、あるいはすべての関係性においてそのように生きるかもしれません。もしもある人が、広範囲に亙《わた》って大きな波及効果を持つことのできる、疑似感情《エモーション》と疑似表現のレパートリーを修得し、忠実にそれを保守してゆくなら、そのときその人は、実は偽りの自己を育成しているのです。これらはすべて目に見えない壁のように、感覚システムを、そしてその人自身の魂（思考と混同されるべきでない）との内的な対話を閉め出し、あるいは限定します。この閉め出しや限定による最も悲劇的な結果のひとつは、このような人びとが生きる屍《しかばね》として芝居がかった人生を送るだけではありません。それどころか、ときに彼らは、悟性的によく制御の働いた企てによって感情《エモーション》を駆り立て、「より大きく」「より好ましい」、そしてそれどころか「より無謀な」体験を、熱狂的に求めずにはいられなくなるのです。これはちょうど、囚人用の拘束衣で彼らの魂を束縛することに似ています。つまり魂に猿轡《さるぐつわ》をかけ、その人間性を奪い、その価値を貶《おとし》め、その存在を無視し、けれども魂を訪れるたびに、その魂をピンで留めるのです。そして更にひとつの悲劇は、これらの人びとが体験する不安、それどころか恐怖です。そのとき拘束衣を着せられた真の感情《エモーション》が遂にその衣を破り捨てて現れるのです（ときには部分的あるいは全体的な情緒崩壊の形態をとります）。そしてこのような出来事は、異常で未知のもの、侵略的で無理矢理《むりやり》支配を強奪するものとして感じられます。このことの最大の狂気は、「自然で当たり前の」反応であるはずのものが、この場合あたかも敵であるかの如く撃退されようとすることです。

悟性が情報を解釈しようとする場合、身体は何らかの「感じ」を感覚します。情報の形式《パターン》を感じ、あるいはその情報の「見かけ」と「実在」とが相対的に均衡しているか、それとも不均衡かを感じているのです。けれども「理解すること」としての悟性にしか頼ることのできない人は、このように尋ねるかもしれません、「しかしどのようにして私は私の感覚している内容を読み取り、そしてそれが意味することを読み取り、更に私がそれについてどうすべきなのかを読み取ることができるだろう」と。

悟性は諸々の保証の世界に住んでおり、またそれらの保証を要求するものです。おそらくその理由は、不充分な学習による解釈システムが、自分の賢さを鼻にかければかけるほど、あまりにも風まかせ〈である〉ため、予想できないことに直面すると必ずわからないことが出てくるからです。もしもあなたが本当に、感覚システムに耳を傾けたいのなら、何もかもを悟性によって確認する必要があると考える悪習をやめることです。悟性による理解が唯一の価値ある理解であるという前提を捨てることです。断片的なものに対する不自然な奨励や強化や報酬がまるで当然であるかの如き世界にあっても、その本性において人びとは未だ本質的に全体としての存在、すなわちただ頭だけでなく、身体も感情《エモーション》も共に有する存在なのです。ここにある種、親密で個人的な自己－誠実《セルフ・オネスティ》があり、これが「私は感じる」あるいは「私は感覚する」と呼ばれているものです。そしてこのことは、あなた以外の他の人に、物理的に確認できる形で書き示して手渡すことはできません。にもかかわらず、このことは、悟性において「理解すること」が占める価値に等しく、大変重要なことなのです。

わたしはかつて悟性抜きの感情《エモーション》に束縛されていました。しかし私は同時に、悟性の操作しようとする習癖から自由になって動き回るのはどういうことかも知りました。悟性の構造や、物事を保証する世界を求める悟性の習癖を妨げる不都合で厄介な感情《エモーション》に、拘束衣が着せられることも知りました。私は見せかけを「自己」と呼ぶ愚かな偉業を成し遂げる体験をしました。私が見捨て、否定し、無視し、またその神聖さを汚した、裡《うち》に感じる自己が、復活して報復する恐怖におののく体験をしました。悟性とは、それが自ら主張するような神ではないとする、険しい道を進むことを学びました。私の悟性は私の魂からはぐれてさまよい、けれども最後には足を引きずるようにして戻ってきました。そして、自分がもともと生まれ出てきたところである、魂という主人に仕える下僕《しもべ》となりました。感覚する能力《キャパシティ》である私の魂は、私の悟性に生命を吹き込みました。そして悟性が魂を生むという、逆の道は進まなかったのです。

ところが悟性は無謀にも、感覚システムに干渉する権利を強引に奪って行使し、そのシステムを理解はせず、しかし理解したふりをすることを学びました（おそらくそれは、自分が弱く無力であることへの恐れから、かえってそうなるのでしょう）。何かを感覚しようとするとき人は、経験を生み出している身体感覚に波長を合わせ、そしてその感覚内容を、誘って迎え入れる力として、あるいは悟性による「欲求」や理想あるいは禁忌《タブー》の介入や影響を受けない拒絶する力として読み取らなければなりません。このうち誘い入れる力を肯定的な感情、拒絶する力を否定的な感情と呼ぶことができるかもしれません。けれども想い起こしてみてください。悟性とは自己欺瞞の迷宮です。ところかまわずその興味の対象への既得権を主張します。感じられたもの、自然なもの、正しいもの……何であれ悟性が求めるものを手に入れることを正当化しようとします。

悟性は何かに向かってゆく行為を強要するかもしれませんが、このことは必ずしも、その人が感覚する次元《レヴェル》でその行為に誘われているという意味ではありません。ある人は、どれほど悟性がその人を強要しようとも、悟性によって興味をそそられているそのことから手を引かせようとする内的な働きを感覚するでしょう。悟性は、何かひとつの行為から離れるよう鋭く強要して、もうひとつ別の行為を選択するように迫るかもしれません。けれどもこのことはすなわちその人が、感覚の次元《レヴェル》において拒絶されていることにはなりません。人は、悟性を拒絶しているものへ向けて、内的に引きつけられていることを感覚することができるのです。

けれどもこれらすべては、まことに基本的なことなのです。つまり悟性は、私たちの衝動がどちらへ向けられているかを私たちに語ります。しかし、そのことが私たちにとって何を意味し、私たちがそれについて何をするように本来定められているのかを語ってはくれません。否、悟性はこれらの問いに対して答えの何がしかを確かに持ってはいるでしょうし、喜々として答えようと介入してくるでしょう。けれども私たちの感情《エモーション》は、独自の答えを持っているのです。

もしも悟性と感情《エモーション》との間に不均衡が生じているのなら、その人が表だってしていることだけで判断するのは難しいでしょう。悟性はあらゆる種類の、感情ぬきの話しぶり、表情、気取りや身構え、そして行為を操ることができます。それらには感情が働いていると確信されるかもしれませんが、実のところは何ら感情《エモーション》と結びついたものではないのです。けれどもどうか、真の感情《エモーション》が常に、強要される側にいると決めつけないでください。感情《エモーション》は、未知なる知の王国なのですから。感情《エモーション》は足取りの重い意識的悟性から生まれるのではありません。悟性がけっして追いつくことのできない、物事の関係性の連なりを受け入れる無限の能力《キャパシティ》を持つ、前意識と潜在意識から生まれるのです。にもかかわらず思考がどこに接近《アクセス》しどこで出入りするのかを、真の感情《エモーション》は感じることができません。真の感情《エモーション》はただ、既に与えられている状況に反応するため、誘発されるだけなのです。

あなたは次のように尋ねられた、あるいは自分にそう問うたとしましょう。「このことについて私はどう思うかしら」あるいは「このことは私にとってよいことかしら」と。すると悟性は通常、あらゆる種類の思考反応を注入《アクセス》させて答えるでしょう。「いやこれはあまりそぐわないな」「とてもそんな余裕はない」「必要ないと思う」「そんなことをしたらきっとめんどうなことになるに違いない」などです。けれどももしもあなたが、これらと同じ質問を問いかけられたとしたら、それも悟性的に感情《エモーション》に問いかけられたとしたら、あなたの悟性が代わりに答え、あなたの感情《エモーション》はたぶん何の返事もしないでしょう。感情《エモーション》が返事をしないのはたぶん、感情《エモーション》の話さない言葉を使って、話しかけられたからでしょう。悟性は、通信可能《アクセス》な思考によって話すので、それらの問いに答えることができます。感情《エモーション》はしかし、引き金を引いて反応を呼び起こすように話すので、問いには応えず、それらの質問が為されたという事実に対して反応するのです。

トミーという男の子がお金の入れてある広口の瓶からお金を取ったとしましょう。あなたはトミーに尋ねます。「瓶からお金を取りましたか」。するとそれに対してトミーの悟性は次のように応えるでしょう。「うん取ったよ」「取らないよ」「僕じゃあない」「取ったのはジョーイだよ」「そうやっていつも僕のせいにする」等々です。トミーの悟性は、あらゆる種類の理由を考えつくために、それらの答えのうちのいずれもが正しいとさえ確信するのです。それは実際にその答えの通りであるかどうかには関わりません。たとえトミーに対して「あなたがお金を取ったのでしょう」と言ってみたところで、答えは同じです。なぜなら、その質問にも先と同様、悟性によるあらゆる応答がはいりきる空間を用意するからです。

感情《エモーション》は特別な引き金を引くように命じます。うまく言い当てられるか、言い当てられないか、のどちらかです。穏やかに客観的に（悟性が介入して主導権を取り上げてしまわないよう、少しの不安も覗かせてはなりません）トミーに向かって、これから言おうとしていることに対して何も応えずひと言も発する必要がないと言うのです。それから尋ねることも答えを狙うことも忘れ、疑う気配の微塵もなく、理論的可能性が述べられます。「トミーはお金を取った」。そして事前の判断をせずに待ちます（何らかの事前判断が働いていると感覚され、あるいは知覚されれば、それが引き金となって、トミーの悟性が防御のために登場してしまうでしょう）。もしもトミーの悟性に赤信号が灯らず、トミーの感情《エモーション》が、自分がお金を取ったことを知るなら、感情《エモーション》は言葉ではなく身体で話し出すでしょう。

もしもトミーが、自分がお金を取ったと感じていなかったとすれば、あなたは正しい引き金を引かなかったことになりますので、再び同様の穏やかさと客観的な話し方で「トミーはお金を取らなかった」と断定してみせます。そうすれば彼の感情《エモーション》がたぶん反応するでしょう。そのとき次のようなことが起こります。小生意気なにやけ笑いが思わずこぼれ、頬が紅潮し、不意に神経が高ぶり、顔面神経痛のように顔がひきつり、痙攣し、目をぱちぱちまばたかせます。これらが言葉でなく身体による感情《エモーション》の話し方です。

私は足を痙攣させることがあり、それを私は「私の幸運の足」と呼んでいました。それは真実が言い当てられたときに起こりました。それは私が興奮したとき、また不安や期待で気が気でないときにも起きました。それは意識的に努力しても容易《たやす》くはできないものでした。それは裡《うち》から呼び起こされるものでした。私はかつて、身が晒《さら》されるような気分の、神経の高ぶりをよく起こしていました。その高ぶりは私の胸と首まで被いました。すると私の中の生意気さがぱちぱちと目をまばたかせて、私が見破られていることはけっして否定できませんでした。基本的に私の感情《エモーション》は嘘がつけません。そして悟性が身体を押さえつけようとすればするほど、結局突破口を見つけて遠慮なく流れ出すのでした。

ところが人は物事の中に、彼らが読み取りたいと欲するものを読み取ってしまいます。何でもほしがる人びとは、真実の感情《エモーション》を呼び起こしてあらわにするよう試みます。そして彼らが期待し見たがっていたものが見えなくとも、それが見えたと自らに言いきかせます。怒っている人、罪を感じている人、何かを恐れている人も同様にします。彼らは自分の感情が正当化されることを求めているのです。当惑やきまり悪さは確信にすり替わります。希望的観測や、その行為を可能であるとする思考は、実は、その行為がされたか否か、その行為の実現について感情的に確認する引き金となっているのです。感覚システムは、敬意の払われるべき、純粋で傷つきやすいものです。つまり感覚システムは、何かの理由によって事実上自分自身の内に監禁されている人びとを自由にする道具になり得るのです。

第8章　「賢さ」を得ること

人びとは生まれたとき、いや生まれる前から、感覚能力を獲得しています。私たちにとって初めての完全な意識的体験は、身体を通しての体験です。この体験は身体における刺激のプロセスで、遂には意識を呼び醒まし、悟性の発達を呼び醒まします。ですからもしも、深い催眠状態や昏睡状態などで悟性を失ったときは、以前と再び同じ道を辿って、自覚的意識と悟性と解釈システムに徐々に目醒め直す形で、身体へと戻ってゆくのです。

人は、大量の情報を整理し解釈するための情報集中管理基地《データベース》と共に生まれるのではありません。とはいえ、感覚や知覚あるいは認知力の発達に影響する劇的な出来事が起こるのでない限りは、人は通常、そのような情報基地《データベース》を建設してそこに出入り《アクセス》することのできる能力《キャパシティ》と共に、生まれるのです。すなわちそれが、自覚的意識の獲得であり悟性の獲得です。ある人びとにとってはこのプロセスが他の人びとにとってよりも長くかかり、その間《かん》にも感覚システムが働き続けています。

ある人びとにとっては、このプロセスが深刻に遅滞して、自己統合《アイデンティティ》の形成が、感覚システムが発達して頼るに足るようになる以前に行われます。もしもこのプロセスの発達が深刻な遅滞をきたすなら、その人は確立した自己統合《アイデンティティ》への明らかな侵略や挑戦に対する激しい抵抗を示すでしょう。そして解釈システムがやがてそこに参入し、早期感覚システムとどちらが行動の主導権を握るかで争うようになりますと、そのことがある人びとにとっては、自分なるものの誕生としてではなく、自分なるものの死の始まりとして体験されるのです。

私の場合は、感覚システムから解釈システムへの移行が、通常行われるような生後の数日か数週のうちには起こらず、三歳になる頃に起きたことを覚えています。そして、十歳になる頃にようやく解釈システムが、逆境を耐え忍び蚊帳《かや》の外に置かれているに過ぎない状況から抜け出して、遂に（しかし相当にしぶしぶと）頼るに足るようになりました。ただしそれからも尚、解釈システムは第一の主要「言語」としてではなく第二言語として働き、かなり年を経た後も、二つの同等な言語のうちのひとつとして、つまりもうひとつ別の主要言語として働いていました。

私たちが大量の情報を整理して解釈するために使っている情報基地《データベース》は、私たちが生まれ育った歴史に因《ちな》んだときや場所に特有の情報を集中管理しています。その情報基地《データベース》は、私たちの周囲に存在する社会・文化機構と社会的・文化的価値に特有の情報群によって成り立っているのであり、また私たちの性・年齢・遺伝によって受け継いだものや私たちが後になって獲得した地位や身分に対して他者がどのように反応するかによっても異なってきます。私たちがこの世界に参入するとき、すなわち生まれるとき、私たちは遺伝されたソフトウェアを何らかの形を取って持ち込みます。ただしそれが大切に扱われているかどうかはわかりません。私たちは通常、遺伝や生命活動や生物化学のような、私たちが依存して従っている事々についての情報のために、自分というコンピューターを初期化します。けれども実際のデータには、直接的にしろ間接的にしろ、私たちがその情報を好んでいるかどうかが入力されます。

解釈システムは、形式《パターン》の情報基地《データベース》だけでなく象徴の情報基地《データベース》も使用しています。それらの象徴はたとえば、表情や姿勢や行動に符合していますが、それだけではなく、文化の特殊性に起因した音声形式《パターン》、すなわち人びとが「言葉」と呼んでいるものにも符合しています。

大多数の言葉は、感覚的体験とは、いかなる方法でも直接は結びついていません。‘cat’「猫」という単語は、その生物を撫でたとき出る音《サウンド》、その生物のたてる音《ノイズ》、あるいはその生物を撫でているときの感触を、少しも言い表してはいません。そこで私は‘cat’の感覚体験を表す二つの単語を開発しました。そのひとつが‘foosh’です。これはこの生物を撫でるとき、その毛なみの上をゆく手によってつくられる音《サウンド》から定めたものです。もうひとつは‘brook’と言います（このとき‘r’は巻き舌で発音します）。これは、この生物が撫でられたときに、この生物から出てくる音《ノイズ》によって定めました。

‘concave’「凹面の」という単語は、球状物体の内側の形姿を描写するために使用されているものですが、感覚体験を何も言い表してはいません。そこで‘whoodely’という単語がそれを言い表してくれます。もしもあなたが、ガラスの椀《ボウル》の内側を素早く手でなぞるなら、あなたは（もしもあなたの耳が充分に敏感であるならば）、‘whoodely’によく似た音を聞かれることでしょう。そこでもしもあなたが、感覚システムでの何か別のものの名をお尋ねならば、私は、その事物そのものに尋ねてくださるように言うでしょう。あなたが言葉に介入して何かをするわけではありません。その事物とあなたの身体との交流を通して、あなたがその事物に尋ねるのです。すると事物はその「名まえ」を、あなたに教えてくれるでしょう。

悟性と感覚システム

感覚システムは脳のシステムではあっても、悟性システムではありません。言葉と好奇心の王国が悟性の王国です。言葉や好奇心は、解釈システムから生まれた道具であり仕組《メカニズム》みです。それらは感覚システムの内に居場所がありませんし、事実、感覚システムのスウィッチが消えた状態です。

つまり、これまで述べてきたように、何かに波長を合わせるには、自分をそこから外さねばならないのです。すなわち、真の感覚の目醒めは、悟性が油断なく働いている限りは起きません。しかし悟性の油断しているすきに、瞑想的とも言うべき状態が訪れるのです。そのとき悟性は解釈による介入をやめ、個人的に重要だと意義づけている偽りの自己のみへ波長を合わせることによる情報の濾過をやめます。悟性が波長から外れると、感覚の形式《パターン》に波長が合わせられ、人はこの形式《パターン》に自分がまるごと洗われるように感じ、そしてそれを解釈による選別なしに精密に測ります。

猫が撫でられて心地よさそうにしているとき、さすられているということについての意識はほとんど示しません。そしてより本格的に撫でさすられてその感覚に刺激を受ければ受けるほど、それについての目醒めた意識を失ってゆきます。そしてこの逆からの見方もまた真実です。すなわち、ある人が、誰か別の人に触れるときの影響について、悟性による注意を向けようとするなら、悟性の王国に住んでいる間は、身体の王国に住んでいるときのように（このとき頭脳は、悟性の発する源の一部として、身体に属していますー）、彼ら自身の為した接触についての感覚の本性を自分自身で完全に体験することはできません。

同時に次のこともまた真実です。すなわち、もしも誰かがあなたに、外から触れられている間中どのように感じているかについて休みなく問い続けるなら、起こるべき感覚の歓びは失われるでしょう。なぜなら感覚は、悟性の意識がそのような問いによって誘発されるほど、自己意識的ではないからです。そのとき悟性は、その言葉の意味を解釈する役割を開始するよう誘発されるのです。つまり悟性は、解釈し応答することに熟達しています。ですから、「心配するのはやめて楽しみなさい」（あるいは「黙って楽しめ」）のような言い回しは、人びとがつい忘れてしまう感覚の働き《メカニズム》についての直感的な理解を物語っているのです。

感覚による探検は、「好奇心」とは別物ですが、同一物であるように見えるかもしれません。「好奇心」と呼ばれるものは悟性による行為で、悟性的知識や、偽りの自己による安心感を、得たいがためのものです。好奇心を持つ人びとは、感覚自体のために触れることに好奇心を働かせるのではなく、触れることによる感覚内容が悟性的に重要だと社会生活の中で学んだために、その好奇心を働かせるのです。しかしながら感覚による探検は、悟性によるものではありません。それより原初的で、悟性を越えた何かです。それは悟性の結果ではなく、本能の結果です。

悟性は様々なものの代わりを務めてきました。悟性は呪文を唱えて諸々の疑似情緒《プソイド・エモーション》を呼び出すことができます。そしてあたかもそれらの情緒に本物であるかのような演技をさせます。悟性はそれらを、不都合で困惑させられ、扱い難い本物の感情の代役として演じさせるのです。

悟性は「欲求」や「嗜好」という強迫観念を呼び出すことができます。悟性がもしその強迫の根本から自由になっているならば、強迫の対象は実のところ、その人にとって関心の無いものであり、それどころか嫌悪感を起こさせるものであるかもしれないのです。

悟性はまた、疑似好奇心や疑似理解力を持つこともあります。本当は理解していないのに、理解しているように見せかけることが得であると、これまでの社会経験から悟性が判断すれば、その理解を演じることができるのです。

悟性は疑似表現することができます。表情・姿勢・動作・言葉遣い・会話の範囲を泡立てふくらませることで、社会的に受け入れられるようにし、興味を持たせ、特定のイメージを提示し、あるいは人から気づかれないようにすることができるのです。

悟性は本物の個性に替え、社会学習に基づいて疑似個性を構築し、それを所有することができます。それも本物のほうが偽物に較べて印象薄く、ぎこちなく、不都合で、表現も貧しいと考えられるほどにです。

悟性は擬似的身体感覚を持つことができます。それは、何を感じるべきか、特定の感覚を持つことに対して他者がどのように反応するか、学習して得た知識に対応しています。

悟性は擬似的現実を形成することができます。それはあまりに厚く実際の現実を覆っているため、実在の真実のほうが、偽物に較べてつまらなそうで、不都合で、印象薄く、いい加減な構造で、扱いにくく見え、そして背景に消え入りそうで、注目されず、あまりに注目されないのでもはや訪問者もなくなり、より輝ける偽物によって遂には飲み込まれてしまうのです。

悟性はそれ自身、人の内面を形成します。あまりに説得力を持っているため、外の現実に不必要なものとされ、内面の現実にされてしまうほどです。悟性は感覚システムへの鍵は保持していません。しかしそのシステムを閉め出してしまう鍵はたくさん持っているのです。

進　化

感覚することは、人生の内にあって学習を必要としない数少ないものの内のひとつです。とはいえ、感覚システムを失うならば、その再発見には努力しなければなりません。悟性は感覚を通して学習します。そして悟性は、解釈することを感覚することと混同することがあります。感覚の存在しないところで、感覚するふりをしますが、しかし悟性自身は感覚することを学びません。

そのかわり悟性は、解釈の仕方を学びます。そして悟性が他に優越するシステムとなるにつれ、悟性は、どの感覚を他の感覚の上に位置づけて使用するか、またいかなる種類の情報が他種の情報より受け入れる価値があるかを、指揮するようになります。悟性は判断することを学び、区別することを学びますが、このプロセスを通して私たちは自由のいくばくかを失うのです。その自由とはすなわち、生命を遠大無限に語らせ、また生命自身の言語で語らせる自由です。

もしも悟性が解釈することを猶予するなら、そして情報の価値判断を統率し始めないなら、私たちはもしかするとこれほど潜在的に互いに似通っていないかもしれません。そしてたぶん、私たちみなが「普通である」と認知し、それどころか「人間である」と認知しているものには、尚更似通っていないでしょう。

もしも私たちが感覚器官によって得た情報を濾過する能力《キャパシティ》を発達させていなければ、悟性の情報プロセス部門にあるあらゆる種類のヒューズを飛ばしてしまうでしょう。悟性が感覚器官を通してはいってきた情報を統合し消化《プロセス》する能力には限りがあるのです。

感覚器官を通してはいってくる情報をある程度濾過することがなければ、意識的悟性の緩《ゆる》やかに働く機能が情報流入の速さについてゆくことはできず、それらの情報を本来調整すべき量と深みにして受け入れることもできないでしょう。そして私たちが伝達し、関わり合う方法はもちろん、更には思考しあるいは感情する方法さえも、大多数の人びとが「自然」で「普通」だと考えているものとは著しく異なるものになるでしょう。

感覚器官を通して大量にはいってくる情報を濾過する能力《キャパシティ》を発達することがなければ、私たちの意識的悟性は混乱し、圧倒され、知覚は途切れ途切れになり、感覚は過重負担になり、研ぎ澄まされ、それにつれて悟性は混乱と戦おうと無駄な努力をして、外からはいってくるものにますます集中するでしょう。消化《プロセス》されず定義されない濁ったままの感情《エモーション》は、私たちを恐怖に突き落とします。絶え間なく変化してはいってくる感覚内容の主なる原因を作り出す人びともまた、私たちにとって耐え難い脅威を生み出す対象になり得るでしょう。そして私たちは、そのような脅威からの回避を求め、また回避の仕方を学ぼうとするのです。

私たちは、意図のあるなしにかかわらず、意識的思考を閉鎖してその状態に適合することができます。それは、私たちの諸感覚の内のひとつだけを、他の諸感覚と未統合の形で使うか、あるいは特定の情報消化系統を恒久的に停止させることによって可能なのです。

私たちは膨大で未消化な情報の連鎖を、後のために、前意識的に蓄積することができます。それは、感覚器官にかかる負担が減少する睡眠中や、感覚器官が前意識的な未知の知であるそれら未消化な情報連鎖と接続《アクセス》することができない間に行われます。それはたとえば催眠からの覚めた後の一触即発の如き状態かもしれません。そのとき私たちの内の化学現象は異なったものになるでしょうし、私たちの振舞いや、この状態によって起こる様々な反応もまた、「通常」とは異なったものになるでしょう。

それゆえ、解釈システムが始動して、純粋に何でも受け入れる感覚作用にとって替わるというのが、発達上の自然な形勢であるように見受けられます。悟性がより良く適応し、更に解釈の備蓄《レパートリー》を増やそうとして好奇心が発達するのは自然なことに見えます。その結果悟性は、外からはいってくる感覚の混沌や砲撃として体験されるものの負担を減らすことができるのです。

私は悟性を持つ以前に特別な認知能力を授かっていました。ですから悟性がその混沌からようやく始動したときには、感覚システムから流れ込んでくる情報の洪水に追いつくことは既に手遅れであることもわかりましたし、そのため感覚システムが優勢のままに留まり、悟性システムにおける余計物にはなりませんでした。

私は悟性を閉鎖することもできるようになりました。ひとたび悟性が感覚体験を整理《ファイル》保存して理解するための努力奮闘をすることがなければ、感覚器官を通してはいってくるものはもはや、混沌として砲撃のように降り注ぐものとして体験されることはなくなります。ただし、もしも私がそのような状態に終始留まっていたなら、すなわち悟性の閉鎖という特別な状態をし続けていたならば、あなたは今こうして本書を読まれてはいないでしょう。もしそのままの状態に留まっていたなら、私は物事を機能的になし遂げてゆく能力は得ていなかったでしょう。もしも私たちみなが、このような位置に留まり、悟性修得による成長の山を登ることがなければ、私たちは周知しているような社会を持ってはいなかったでしょうし、それどころか可能性として、いや更に高い可能性としては、解釈不在の中にあって私たちは、本能による感覚システムに頼っていたでしょうから、私たちはいわゆる「動物」存在にはるかに近くなっていたでしょう。

ここにおいて人は、私たちがかつてそうであった猿のような動物から「人類」になったという進化について、よく見直して考えることができるでしょう。ある人びとは、私たちが類人猿とは異なる種として進化したと提唱しています。また別の人びとは、地球外存在《エイリアン》が地上のどこかに降り立ったのだと思っています。

私は次のように考えます。すなわち、私たちは感覚と悟性という拮抗する両システムを発達させ、また限りなく豊かで多種多様な感覚的環境の創造を可能にする能力を持っているので、私たちは自らの解釈能力《キャパシティ》を常に励まして進化させ、私たち自身の表現と創造に起源する、これら進化し複雑化してゆく情報を、種別し整理保存することができるようにしたのだ、と。以上のことをする中で、私たちは悟性を発達させ、修得したその解釈機能を、かつてない複雑化した知識（発語的・視覚的・身体的言語を含む）や道徳や社会のしきたりという形式に沿って進歩させつつ、新しい世代へと伝えていったのです。

言い換えれば、私たちが「当たり前のこと」と見なしているものは、いくつもの時代を経て洗練し研磨した結果としての変遷変異なのであり、そして私たちは更に複雑化した方法で表現と創造の道を歩み続けることにより、かつてない洗練された解釈機能の開発を悟性に迫って、次のような情報——すなわちヴィタミンの大量投与(1)、アミノ酸、高圧酸素室(2)、更には必要に応じて私たちの負担を肩代わりしてくれるコンピューター——についての理解を進ませるでしょう。

第9章 「亡霊を見ること」

感覚か解釈かどちらのシステムに頼るべきかという問題に初めて意識的に直面したのは六歳になる頃でした。それどころか私は、その日のことをよく覚えています。

私は母親と道を歩いているところでした。私は、これから起こることに対してどの方法で対処すべきか、という明瞭な感覚を持っていました。私はその「気持ち」を読み取ることができました。あたかもその気持ちが空気中に浮かんでいて、それに「ふさわしい」方法でこうするように、と、私に本能的に命じるかのようでした。それから私は、これが一番良いことなのか、そのことを行うに一番良い方法なのか、を判断するために、悟性を使いました。論理を使うことにより、感覚によって決められたこの方法は最良のものではなく、それに代えて別の方法を取らなければならない、という結論に到りました。論理は私を確信させ、すると私はこの論理を悟性的に越えることはできませんでしたから、論理の指示する方法を取って進みました。ところがその結果はつまるところ、その方法はやはり最善ではなく、うまくゆかなかったのです。こうして私はこの新しいシステム――すなわち、この解釈システム、この「論理」――を信頼した私自身をののしり、「自分独自のシステム」、感覚システムに敢えて固執しようと誓いました。

みなが私に、判断を使うべきだと考えているようでした。判断は、もし私が感覚システムを持っていなかったとすれば、それで充分にやってゆけたことでしょう。けれども感覚システムは、悟性や論理が明らかに「唯一の道」で「最善の道」であると考えているのとは違う方法で行うことが最善であるという感覚を、しばしば与えてくれたのです。

他の人びとが、私のように感覚に頼っていないのだと気づいたのは、十三歳の頃でした。私は物事のうわべについて知ってはいました。けれども感覚システムは損なわずに持っていました。感覚システムは私に向かってこう言うのでした。見かけが本物であると完全に納得することなど、おまえにはけっしてできないだろう。おまえは欺くことができるし、さしあたって自分さえも欺くことができるだろう。けれどもおまえは、「実在」の感情と捏《でっ》ち上げた「見かけ」とが合わないという不足感を持ち続けることを、失うことも振り捨てることもできないであろう……と。

十三歳の頃私は既に、社会的に学んだ様々な仮面や見かけの衣裳による戯《たわむ》れを受け入れていました。けれどもその受容は遅きに失し、その演戯はぎこちなく、私の中に完全に統合させることはできませんでした。見せかけの演戯のための情報を私は主にテレビのキャラクターから得、いつでも使えるように整理していました。そしてキャラクターから学び取った役のレパートリーを使って、真似たり演じたりすることを覚えました。しかし、そのころの私を深刻に苦しめまた憂鬱にさせたことは、同様の戯れを他人がしているのを見て、その演戯をやめさせようとし、彼らの仮面や衣裳を引き剥がそうとするときでした。私は彼らの所有する仮面や衣裳も、私のものと同様、統合できない見せかけの情報の一部であると、勝手に憶測したのです。私は彼らのうわべをはっきりと見通すことができましたので、彼らもまたそのうわべを見通せるに決まっていると思い込んだのです。彼らの真の自己の形式《パターン》はすべての表現において、全く異なるシステムとして、彼らが纏《まと》っているものとくっきりとまたきわめて明確な、対比《コントラスト》を示していました。うわべと実在の両者は、あたかも一方が黒で一方がオレンジに塗られているほどの明確さで、あるいは耳を疑いようのない不協和音の如く、真っ向から対立していました。緊張を解き、本当の自分でいることが安心であると知って楽になるには、他人も同じようにその嘘八百を捨てようとしてくれることが、私には必要だったのです。

私にとって恐怖だったのは、これらの仮面や衣裳を捨てるという事態に直面したとき、他の人びとが、その仮面や衣裳を、まるで「真の」自己ででもあるかのように、執拗に守ろうとすることでした。更に彼らは、私の反応を訝《いぶか》しみましたので、やがて多くの人が同様の態度を示すようになると、遂に私は彼らのほうこそが正しかったのだと思い込んでしまうのでした。私はどこかがおかしくなっているに違いないと、間違えて来てしまった惑星の上で深く惑わされていたのです。大多数の人びとが魂に癌を持ち、「正常」という名の社会的集団精神病の一種にかかっている、という私の考えこそ正に、私が実際どれほど気がおかしいかを表す症状であった、ということです。けれどもよく考え直してみると、もしも私のような人びとを他に探してみたならば、彼らはたぶんどこかで大量の鎮静剤を飲まされているることでしょう。なぜなら彼らは理解し難い存在として見られるでしょうし、あるいは自分が相当に気がおかしく鬱状態にあると感じ、かつそのような状態にいる方が未だ安全であると感じているからです。

ともかく私は最終的に、他の人びとは「真実を打ち明ける」ということが一切なく本当の自分に戻ることもない、ということを納得するに到りました。そして本当の自分や真実に気づかないふりをしようと申し合わせた、社会のしきたりの何事かがあるに違いないという結論を下したのです。私は、なぜ人びとがみなこのようなふりをする申し合わせに同意するのかよく理解できませんでしたし、ふりをしている人びとは、どのようにしてそう振舞うべきであると学んだのか、またなぜ私は同じことを学ばなかったのかも、理解できませんでした。ただ、それには正当な理由があるに違いないと推測はしていました。

おそらく、人が「真に感じる自己」であることは危険なことだったのでしょうし、そこまではいかないにしろ、いつでもその自分を取り戻すことができ、またいざというときには、うわべの仮面や衣裳をすべて剥いで本当の自分の存在を認める、などということもまた、やはり危険なことだったのです。おそらくみなは学んだけれど、私だけがふりをすることを学ばなかったのです。もしかすると私は、それほどりこうではなく、あるいは既に他のことにかまけていて学べず、あるいはそれを学ぶにはあまりに尊大だったのかもしれません。もしかすると私は、「私自身の世界に」はいり込み過ぎていたのかもしれません（そこは、人が一貫して解釈なしの状態に居続ける場所と想定されているところです）。一方、他の人びとはみな、ほとんどそのように過ごすときがなかったために、ふりをすることを学べたのかもしれません。

おそらく、「真に感じる自己」は、ある意味では邪悪で恥ずべきことだったのでしょう。そして「真に感じる自己」が自由に表現されると、悟性によって定義された方向づけを頑《かたく》なに拒むことが、確かによくありました。「真に感じる自己」は確かに、仮面や衣裳の使い方を学習して見せかけを形造った、間に合わせで薄っぺらな疑似表現よりは、はるかに強く、かつ畏怖させる力でした。

おそらく何かが見誤われてしまったために「真に感じる自己」を否定することこそが、人びとが互いに安全だと感じる方法になってしまったのでしょう。――つまり、お互いがお互いの立場を弁《わきま》えるのです。

ところで人はある水準においては、常に自らがどこでどのように「真に感じる自己」と共にいるのかを、知っているものです。この内なる自己は、外見にどのような化粧が施されていようと、変わることがありません。内なる自己は、更にその自己性を深めてゆく可能性があります。しかし、悟性が行う価値の判断や比較や査定によって定義づけられはしません。

ところが別の水準で見ると、人は常に、自分がどのような立場で後から造られた偽りの自己と共にいるのかをも、知っているのです。自分はどのようであるべきかという何らかの観念にあくまでもこだわることは、成長と変化の多様性に応じて苦闘する必要がない、ということです。つまり、あなた自身があなたの甲冑《よろいかぶと》になるので、敢えて防御する必要はなく警戒を解いてもよいのです。つまり、どんなに痛めつけられても深く傷つくことはありません。というのも、ただ表面や被《おお》いが切られるだけだからです。つまりこのことを制御と言います。

偽りの自己が、絶えず順応させられ再建されるという事実にもかかわらず、この順応と再建は〈常に〉、これまでに蓄積された学習による狭い構造の範囲内に限られているのです。こうして造られた自己に非《あら》ざる自己が、いかに「常軌を逸し」てきわどく、固有で独特だったにせよ、結局それはある水準までのことで、もしも類似し併存する像《イメージ》による解釈がされてさえいるならば、蓄積された学習によって常に「解釈可能」なのです。

解釈システムに頼り、感覚システムは否定するか余計なものとするように学習が為される世界では、外面的なものを越えてその内側を見ることがないように、また外面的に見えることが存在のすべてであると信じて疑わずに生きるように、人びとが暗黙の了解をしており、この不自然なことが〈自然で当たり前〉なのです。そしておそらく、そのような人びとは、以上のことが現実であると受け入れることができない、つまり外面的なものが真実ではないと思う人びとに接近を試みられたとき、その挑戦を即座に好奇心と恐怖心の両者で感じることでしょう。そしてこのことも同様に不自然なことながら、解釈の世界では自然で当たり前なのです。

以上のことに私の注意を遂に喚起してくれたのは、私の前夫でした。その行為の一つひとつが真の自己とは何のつながりもないということが、「あまりに明白」であるにもかかわらず、馬鹿げた真似をして自らを欺いているように見えるあらゆる種類《タイプ》の見知らぬ人びとを、私は大変気の毒に思っていました。それは少し、裸の王様の話に似ていました。これらの人びとが「真に感じる自己」にはなり得ないということがいかに顕著であるかは、誰の目にも明らかでしたので、私は彼らのことを、大変に傷つきやすい人びとであると感じたのです。それどころかときに私は、彼らを励まそうとさえしました、「あなた自身の声を出してよいのですよ」（気取って抑揚をつけたり、そのためにわざわざ準備した声を使うな、ということです）、または、「あなた自身の言葉で言ってご覧なさい」（感情から出た言葉や表現を使い、いかに人に見せるかを学んだ像《イメージ》に敢えて合わせた言いまわしは使うな、ということです）。

この結果多くの人に変人扱いされた後、前夫は私に、これは〈彼らの〉問題ではなく、私の問題だ、と説くのでした。その説得にもちろん私は衝撃を受け、苛立ちました。なぜなら私は、彼らへの感情移入《エムパシー》からわざわざそう演じたのではなかったからです。彼らを敢えて励まそうとしたのは、〈私が彼らのことを気にかけていたからです〉（つまり、彼らの「真に感じる自己」を気にかけたのです。彼らの見せかけの仮面や衣裳に生じた裂け目や隙間から、私は彼らの自己を感覚し、明確に知覚することができたのです）。そこでとうとう前夫は私に教えるのでした。すなわち彼らはふりをしているわけでも何かを装っているわけでもない。だから私が何のためにそんなことをするのか、彼らにはわからないのだ、と。前夫はまた、このようにも説明しました。彼らは悟性の造り上げた自己を真の自己として本当に〈体験している〉し、蓄積された諸々の印象によって装われた感情《エモーション》を真に感じたものとして体験しているのだ、と。そこで私は、ますます彼らのことを気の毒に思い、その後私自身を気の毒に思いました。なぜなら、私はそのことを知って、自らがよそ者であることをひしひしと感じたからです。彼らは、無知という天の恵みを受けていました。そして私は、前夫の表現を使うなら、あたかも「亡霊に話しかける」如くだったのです。

自己を訪れること

こうしてひとたび、大多数の人びとが感覚システムを失っているという事実に大きな打撃を受けた私は、互いに内的につながっている二つの問いに、結局行きあたりました。すなわち、なぜ彼らは感覚システムを失ったのか。そしてなぜ、私はそうならなかったのか、という問いです。

子どもの頃私は、後に私が「私自身との交流」と名づけたものを感じていました。ただしこれは、ひとりでいる、あるいはひとりで過ごす、という意味ではありませんでした。この場合に「私」と言ったのは悟性的な「私」を意味したのであり、その悟性的な「私」が、私が「真の自己《リアル・セルフ》」と呼ぶ「私自身」と交流したのです。この「真の自己」は悟性によって変えられることのない自己であり、そこから自己の誠実さが逃げることはできません。この「真の自己」は、後に造られた「悟性の自己《マインド・セルフ》」と区別するため「魂の自己《ザ・ソウル・セルフ》」とも呼び得るでしょう。

子ども時代を通じて、私は滅多《めった》に意識的な思考を体験しませんでした。幾度も「少しは頭を使ったらどうなんだ」と言われました。十歳の頃、私はテレビを見ながら絶えず「何が起こっているの」「何が起こっているの」と尋ね、すると「よく見て自分で考えなさい」と言われました。そこで私はよく見ましたが、やはりわかりませんでした。私は解釈することができなかったからです。

私は、ただ考えろと言われてもできませんでした。私はほとんどの時間、悟性の働く状態とはまるで違うところにいたからです。ですから私に考えることを期待するというのは、ちょうど人里離れたチベットの山の中で、スワヒリ語が聞こえることを期待するようなものでした。

子ども時代も終わりに近づき、十代の始まりにさしかかると、私はようやく以前よりは意識的に考えるようになりました。意識的な思考は前のことの繰り返しで、しばしばやけに現実的で、あまり創造的ではありませんでしたが、それでも思考であることに変わりはなく、その思考によって、悟性の自己の進化がもたらされたのです。すなわち、私は誰であるべきなのか、何を欲し、何を考え、何を感ずるべきか、他者にとって私の何が評価の対象となるのか、そして何が「正常」なのかを、よく考えました。それから私は、今まで私の自己としてずっと知っていたものと、造られた自己との対比《コントラスト》を鋭く際立たせました。そしてその両者を明確に区別して、私の「真の自己」である元来の自己《オリジナル・セルフ》、自分にとって親しい自己《ファミリアー・セルフ》のことのみを考えました。

周囲の世界が、私の建設した悟性の自己を気に入るということがわかればわかるほど、そして私の「真の自己」の顕れを評価しなくなればなるほど（あるいはその顕れを敢えて阻止しようとすればするほど）、私は悟性の自己を他者との交流に、「真の自己」を私的なことに、それぞれ使い分けるようになりました。

けれどもそれは思ったほど簡単なことではありませんでした。そこで世界が私に見せつけたことは、私の真の自己が認知したものに何ひとつ価値あるものはなく、私が蓄積した能力《キャパシティ》、私の情報基地《データベース》、私の悟性自己のみが何らかの価値を有する、ということでした。このことは私を腹立たせ、苦しめ、突き放し、困惑させました。そして外的な「戦争」と内的な「戦争」を創り出しました。更には、真の自己が追放の身に追いやられたように感じさせ、「私の真の自己を訪問する」ことの必要性を余儀なくさせました。

私の自己を訪問したとき、私は「私の自己との交流」を体験しました。悟性の自己のすべての表現に比べ際立って違うところは、「私の自己との交流」は心を豊かにさせてくれる体験であり、その体験によって私は帰属感を得ることができ、我が家に帰ったような気分になれるのでした。私自身を訪問するために、ときに私は、以前私の自己と交流したときにいた場所に寸分違《たが》わず座り、横たわり、あるいは立っているだけでよかったのです。ということは、何が異なっていたのでしょう。何が変わったのでしょう。私は悟性とのつながりを断ち、その結果身体との関係性も変わりました。私の身体はもはや、悟性に左右されることがなくなりました。すなわち私の身体は本当の私を入れる殻にも成り得、悟性抜きで物事を経験するときの道具にも成り得るということをです。私は意識的思考を越えた状態に還ってきたのです。

悟性抜きの自己、思考抜きの自己など何の役に立つのかと、疑われる向きがあるかもしれません。なぜなら多くの人びとが思考〈こそ〉人生〈である〉と思い、思考なしには人生の経験など存在しないと思っているからです。けれども意識的な思考抜きでも、周縁的・前意識的な経験は継続し、同時に感覚体験も継続しています。体験は感覚され蓄積されますが、そこに解釈は起こらず、にもかかわらず認知はしているのです。外部よりの情報は未だ前意識層に蓄積されます。そして、意識が再び働くようになったときにその情報は消化《プロセス》され、そしてその情報は自らが望もうと望むまいと呼び起こされ、表現された後に意識的に知覚されます。――それはある種、自分自身のことを聴き取るようです。

それでは一体、悟性抜き意識的思考抜きの体験の豊かさとは何でしょう。

悟性は経験を狭めます。あるとき私は友人の家の床の上に座ってナプキンとねじのナットを手にしていました。私は友人に説明しました。このナプキンが経験を表し、ナットを悟性だとすれば、大多数の人びとはナプキンを取り、それをナットにねじ込んで通すように自分自身のことを説明しようとする。しかしそれで多くのことが失われてしまう。ナプキンはよれよれになるか、ボロボロになるか、あるいは一向に通らない。けれども私はナットに通す前のナプキンとして直に話すので、ナットの向こうの悟性の側《がわ》にいる人びとには多くの場合私を理解することは難しい。それはマイクロソフトの国でアップル社マックの言語を使おうとするのにいくらか似ている。――つまり設定に互換性がないのである……と。

悟性は解釈を伴う情報伝達のためには欠かせないものですが、悟性はまた、何が重要であり何が重要でないかを意義づけてきたことによる学習の蓄積に従って情報を選別・濾過する原因にもなるものです。悟性はまた、感覚を統治し、不都合で余計で不快だと見なした感覚は遮断し、また悟性の優越性こそが重要であり、その重要さのあまり感覚によって妨害され、汚されることに耐えないと判断するときには、その感覚を拒絶します。悟性によって人は、感覚したものを自己中心的《エゴセントリック》に、個人的な重要度に照らして体験します。そこに欠落しているのが「共振」です。

悟性が働かないとき、感覚は圧倒的な力を持ち得ます。悟性の建設した人生にとって感覚は、はなはだ不都合なものとして受け取られかねません。感覚は悟性の期待に添うとは限りませんし、特定の場所や時間や経験内容に応じて悟性の求める種別や度合いに反することもあり得ます。悟性抜きの感覚作用は人生にとって衝撃的であり、悟性によって創造されたその人の人生建築を滅茶苦茶に破壊しかねません。けれども悟性が働かないときの感覚は、夜の闇に響き渡る荒海の怒濤を感覚体験する如くに広大で畏れと敬いを引き起こすものになり得るのです。感覚の深みはどこまでも深く、その高みは計り知れず、そして凪そのもののように自由で無限で創造的です。感覚が働くことによって人は、事物と共振することができ、被造物と人間とそして四大の諸要素との共振を感じることができます。そしてそのような体験に、悟性はいかなる努力をもってしても到ることができません。ここにおいて人は感覚の魔術と謙虚さに触れるのであり、それは悟性がより大きく、より大胆に、より良く、より奇抜であろうと企てたにしても、けっして適《かな》わないものです。とはいえ、この純粋な自己の存在状態・感覚状態に投げ込まれてしまうことも、悟性自己によって人生が拘禁されるのと同様の拘禁となりかねず、魂を機能的に表現するどころか、魂を訪れるための能力《キャパシティ》すべてを失いかねないのです。

さて、十六歳ぐらいのことでした。私は世界の圧力に屈しました。世界は私の悟性自己のみを見ていたいようでした。そして私は、自己への訪問をあきらめました。けれどもその結果は深刻な不安感であり、パニック発作であり、そして鬱《うつ》でした。私は常に何かの喪失感を抱えるようになりました。私はなにやら「切り離された」感じがし、人生は薄っぺらで、希望は見えませんでした。それは感じることのできない、終わりなき筋書きの芝居でした。それが六カ月続き、私はもはや耐えられなくなりました。私は狂人、変人、病人として見られようとも構わず、自己を再び訪れるようになりました。

私は鏡の前に立つようになりました。鏡の中の私の目を見つめ、見返す私に本当の私を捜しました。始めは本当の自分が全く見えませんでした。どんな仕草をしても、いくら目を見つめても、少しも見えませんでした。私は鏡に映る姿に向かって自分の名前を囁《ささや》いてみました。本当の私を呼び出そうとしたのです。けれども私の真の自己はもう悟性の自己を信用していないかのようでした。真の自己は今や、悟性自己の前に敗北を認めたのです。私の真の自己は悟性の自己によって廃棄され、邪魔者にされ、無視されていました。真の自己は悟性の自己をもはや信用しませんでした。たった六カ月の間に、私は他の人びとと同じように、魂を失うことに成功したのです。

その状態にいつまでも留まっていなかったことは幸運でした。私の悟性自己は遂に、人生の建設にその身を投じました。そうして建設された人生は真の自己に対して、居場所を保証し、そこに戻る安全を保証し、真の自己の価値を保証しました。こうして悟性が真の自己と悟性の自己との間に生まれた半神半人を演じ、その力を常に誇示することに味をしめた後で、この内的な信用が完全に得られ、悟性に平安と謙虚さを見出すには、何年もの時がかかったのです。

第10章　戦争か成長か

意識的に物事に気づくことが、自己認識に関わる内省と選択の始まりです。内省を通して私たちは自己とその統合《アイデンティティ》に関する概念を形成し、徐々に自分が周囲のすべての事物とは別個の存在であることを認め、甘んじて受け入れるようになります。ここで私たちは、自らがそれ自体世界であることをやめ、世界の中の一個人になるのです。ここで私たちは、自らが不死の存在であると感じることをやめ、死ぬべき己《おの》れの運命のはかなさを感じ始めるのです。

この転換の起こるのが、常に意識を働かせて周囲の事物に気づいている以前のことであるため、本来なら不快感や苦痛を伴いかねないところを、通常は何ら抵抗なしに進みます。この転換が無抵抗で為される結果が成長なのです。ところが、この転換期が初めは成長をもたらしても、そこから戦争へと進行することがあります。

二・三歳の頃というのは、しばしば子どもが癇癪《かんしゃく》を起こす時期です。そしてまた、大きな転換の訪れる時期でもあり、子どもは自らが周囲から分離した個人であることを極めて鋭敏に意識的に体験し始め、独立した自己として主張し始めるのです。このとき、伝達する手段としての意図性ある言語と、社会的交流もまた、周囲の事物に気づく意識と解釈システムの発達を反映して、ますます複雑化してゆきます。

ときに世界は、強すぎる衝撃を与えるものとして、またあまりにも直接向き合って対決しなければならない相手として、感じられるのです。三歳ぐらいの子どもたちに見られる回避行動に注目してください。あなたが彼または彼女の知己をまだ充分得ていないうちに、すぐにまた親しげに近づき過ぎ見つめ過ぎると、嫌がって逃げるのです。そこにはある種の「身を曝《さら》す不安」や「情緒の過敏さ」が、見られるでしょう。

情緒の過敏さや身を曝《さら》すことの不安は、大多数の子どもが通る当たり前の段階かもしれません。そして彼らの周囲の環境を支える《サポートする》ことが、彼らが自分の力でできる脱出・回避作戦のレパートリーと共に、この戦争段階を通り抜けるに当たっておそらく彼らを守るでしょうし、ですからその発達に長期にわたる危害が及ぶことはないでしょう。

ところがときには、子どもが上述の段階を通るにあたり、その困難に対処できる力を持っていないことがあります。すなわちもしも知覚あるいは解釈の能力が損なわれていたなら、たとえ保護された環境にあっても、その子を元気づけようとする声の調子や言葉や身振りや表情はその子にとって一貫性、統合性を持った意味として解釈され得ないでしょう。表現は何も伝えません。それどころか更に始末の悪いことに、それらの表現の背後で実際に生じている苛立《いらだ》ちや不安など、現実の感情に衝突するものとして感覚されるのです。ここで環境が提供する保護《サポート》や助けは、雲をつかむように不可解で、知覚不能で困惑させるもの、それどころか邪魔者にさえ成り得るのです。その結果、物事に気づく意識が地平に顕れ始めるとき、このような子どもはあまりにも痛々しく曝《さら》されてしまうのであり、つまりそこに示された保護《サポート》や助けがいかに有効なものであろうとも、果たして保護され守られているとは感じられないのです。

同様に、情報処理における知覚の発達を損なわれていることが問題なのではなく、単に物事に気づく意識が早く来すぎてしまうことが問題となる場合があります。たとえば、この転換期を乗りきるに必要な援助を得るための概念と戦略や、この段階でのあまりに直接的・個人的なことからの影響を回避しやり過ごすための手段を適切に発達させる以前に、子どもを「目醒め過ぎた」状態にしてしまうことがあるのです。

この転換期の訪れが遅すぎることもまた問題です。自己統合《アイデンティティ》は既に感覚システムと強く結び合っているので、解釈システムは統合された自己《アイデンティティ》への挑戦として、また人から「自己」を強奪する潜在的脅威として、知覚されるかもしれません。その結果は成長でなく戦争でしょう。

人生そのものは、決められた道を私たちに歩ませようと強いるものです。両親に限らず、兄弟姉妹、親族、隣近所の人びと、養育者、教師、そして一般社会のすべては、私たちが決められた進路を辿ることを〈期待しています〉。（その真偽はともかくとして）期待された通りの成長をすることができないというもっともらしい貼り紙の貼られていない限り、その子にはおそらく、期待通り「正常に」発達するべく直接間接の圧力がかけられるでしょう（そしてこのことは、発達障害が認められる子どもたちにさえ、起こる場合があります）。

ある子どもがその発達において先へと進む準備ができていないのに、それを強制されるとき、三つのことが起きる可能性があります。

もしもこの圧力が、発達を援助する学習課程《プログラム》を作るに当たり、建設的で教育的に有益な形で利用されるのならば、またこの学習課程《プログラム》が現実的で完遂可能な歩調で進むのであれば、発達の滞っている子どもは、彼らの能力よりいつもほんの少しだけ上にある成長の階梯を、勇気を出して昇ってゆけるかもしれません。

もしもこの圧力が非現実的で完遂不可能な歩調で進むならば、その結果、目に明らかな、または隠された戦争が起こることでしょう。

目に明らかな戦争は、攻撃的になる、避ける、引きこもる、などという形での、公然とした抵抗です。隠された戦争は、どのように演じるかを教え込まれた行動について納得もしないのに、ただ盲従する形を取ることかもしれません。このような場合の戦争は目に見えずに行われますが、情緒的または心理的な防衛という形の中でそれらの感情が鬱積する結果、（真偽はともかくとして）注意散漫、興味の欠如、怠惰、あるいは何らかの「障害」のように見えることがあるでしょう。

けれども畢竟《ひっきょう》発達における障壁のほとんどは、適切で柔軟な接し方、心を広く持つこと、忍耐強さ、近づこうとする努力によって、除去することができるのです。

大多数の子どもたちが感覚から解釈へと移る時期に、私は一連の理由から、その転換をするに至りませんでした。そして生まれてから三十年というもの、戦争と成長との間を揺れ動いていたのです。とはいえ一歩一歩着実に、あるときはゆっくりと、またあるときは突然、私自身の発達における一連の障壁（生物化学的なもの、代謝に関わるもの、知覚的、認知的、情緒的、心理的なもの）は取り除かれて、充分に自由な発達を可能にしてくれました。これと共に、解釈と悟性への信頼も遂に訪れ、そして自己と他者との境域が明確になったことで私自身の独立性も生まれました。そこにもたらされたものは、他の人びととの交流や意思の疎通《コミュニケーション》による、外への表現の始まりでした。この転換が適切に行われていなければ、私は未だにピンクのビリヤード・ボールを見つめては、それについての概念も用途も欠如したままに、ピンクという色と共振し、それと「ひとつになる」ことの至福の歓びを得ようと試みていることでしょう。この転換が適切に行われていなければ、あなたは今、私の書いたこの本を読んでいないでしょうし、それゆえあなたが自分を認知《アイデンティファイ》する以前そしてたぶんあなたが記憶を持つよりも更に以前に置いてきてしまったもの、つまりかつてはあなた自身の中に存在していたシステムについて、けっして知ることはなかったでしょう。

動機づけ

「社会」とは、交流・伝達・表現の諸体系に基づいた概念と経験のことです。これらはみな、共通で、しかし文化的影響を受けた解釈システムを持つことから生じました。そしてこれらの下、はるかに深く横たわるものが、動機と感情であり、概念と思考です。

一番の深層に目を凝らすと、表現よりも更に前に、人を駆り立てる力、すなわち動機が見えてきます。というのも、人は動機を持つことができますが、動機を飛び越して行為や表現に結びつくことはないからです。ですから動機のないところで人のできる最善とは、せいぜいこれまでにしてきた行為を真似することや、自分自身や自分の考えていること感じていること、それどころか感覚している内容すらも、一切示すことのない表現の反芻《はんすう》に頼ることぐらいです。

何が動機を駆り立てるのでしょうか。それは化学反応でしょうか。感覚作用や情緒や思考によって誘発されるのでしょうか。

もしも悟性が解釈システムから生まれるのであり、そして動機が悟性的思考の産物であるのなら、動機はそれゆえ、感覚から解釈へと移行していない人びとには欠落しているのでしょうか。

もしも動機が、情緒と思考がいろいろに組み合わさって生まれるのだとして、尚かつ情緒が感覚から未だ分化していないものだとするなら、一体どうなるのでしょうか。

もしも動機が感覚作用から生まれるのなら、感覚作用のみで行為や表現を駆り立てるに充分なのでしょうか。

もしも感覚作用が、化学作用によって起こるものであるなら、果たしてその化学作用とは、そのことを動機づけるために背後で燃やされる燃料のことだと言えるのでしょうか。

化学作用と動機づけ

純粋な感覚状態における化学作用は、その環境の下《もと》での感覚対象が持つ意味に応じて変わるのではなく、その感覚対象が持つ形式《パターン》そしてその感覚内容の強さや密度《インテンシティ》の、変化に応じて変わります。あるいはまた、この化学作用は、ただ単に感覚対象が持つエネルギーの強さに応じて変わるだけではなく、すべての事物に見ることができるエネルギーの特定な形式《パターン》に応じても変わります。

私は本書の中で既に、縁《ふち》について述べました。縁《ふち》とは、人びとや場所、生物、材質、対象物の一つひとつが担っているある特定の「気持ち」について述べたものです。縁《ふち》とは、エネルギーの流れや性質の、様々に異なる在り方《ヴァリエーション》について述べたものです。

エネルギーには正電荷《ポジティヴ・チャージ》と負電荷《ネガティヴ・チャージ》があり、その両者とも個人個人の健康にも、そして個人個人の持つ標準的なエネルギーの水準にも、影響を及ぼすことがわかっています。空調の効いている社屋内《オフィス》や、蛍光灯の下、コンピューターや他の電気機器に囲まれたところでは、通常大変に強い正電荷《ポジティヴ・チャージ》が空気中に充満しています。正と言うくらいですから、あなたにとってすばらしいことのように聞こえるかもしれませんが、実はそうではありません。極めて敏感な視覚を持っている人は、周囲の空気中に、微細で銀色に煌めく閃光のような正電荷《ポジティヴ・チャージ》の空中の粒子を、実際見ることがよくあります。正電荷《ポジティヴ・チャージ》された環境は人を疲れさせ、興奮させ、苛《いら》つかせ、緊張させ、免疫力を低下させます。その結果、頭痛、身体各部の疼《うず》きや痛みなど、よくある軽い健康上の問題として顕れるのです。そこで多くの人が、高水準に正電荷《ポジティヴ・チャージ》された環境が健康やエネルギーの活力低下をもたらさないよう、正電荷《ポジティヴ・チャージ》を負電荷《ネガティヴ・チャージ》に変えるためのイオン化装置を使うのです。雨が降っているとき、また風呂に漬かっているときなどは、空気中の水分と水の粒子が環境をより負電荷《ネガティヴ・チャージ》つまりマイナスイオン化させるので、人びとはゆったりとした気分になり元気《リフレッシュ》を回復するのです。環境における正負電荷の均衡とその変化は、化学作用に変化をもたらし、その人の健康状態だけでなく気分やエネルギーの水準にも影響します。それらのすべてが行為への動機づけの原因になるとは限りませんが、その動機づけに何らかの影響は及ぼすのです。

気分はその人自身のエネルギーの場を変化させます。そしてその変化は、他者を意識し他者へ接近するときに起こりやすいのです（この接近は物理的なものでもありますが、ときには精神的な「接近」または関係づけにもなり得ると述べておきましょう）。このことが、部屋であれ、生き物であれ、材質であれ、物であれ、人であれ、他者のエネルギーの場に影響力を及ぼします。

このことは驚くにあたりません。不平がましく言う人は、他者の神経を苛立たせ心を動揺させます。動物はある特定の人びとの存在によって「過敏に」なります。またある場所の持つ「気持ち」が、はっきりした理由もないのに、特定の人びとに身の毛もよだつ思いをさせることもあります。また次のような報告もときおり為されます。すなわち、著しく敏感な人が極めて深い悲嘆に沈んでいるとき、何のはっきりした理由もなく電気機器が動かなくなったり狂ったり、また物が突然倒れたり……というような、説明のつかない出来事の起こる頻度が著しく上昇するのです。これらすべての事例について確かに言えることは、私たちはあるひとつの様式を持つエネルギーが他の様式を持つエネルギーと相互作用するときに起こる影響について話しているということです。私たちは縁《ふち》の感覚について話しているのです。

たとえば全く同じつくりの三つの部屋に、やはり容姿や行動の似かよった人が三人いるとき、私は一つひとつの部屋にはいり、私自身のエネルギー反応を頼りに、そのときの彼らの縁《ふち》の主感覚がそれぞれ、羽毛の感覚、固い感覚、鋭い感覚であることがわかります。

同じことが猫についても、その毛色や行動に関わりなくできるでしょう。同じことが物や材質についても変わらずにでき、それらが特定の環境から受け取ったエネルギーについて見分けることが可能でしょう。同じことが三つの部屋についても変わらずにでき、それらがみな同様のつくりであっても、それぞれの部屋で起こった体験から取り入れた縁《ふち》の感覚が何であるのか見分けることが可能でしょう。一つひとつの場合において、人や材質や物や生き物や場所のエネルギーが私の内の化学作用に影響し、私自身のエネルギーのそれらに対する別々の適応や共振を呼び起こします。とはいえこの段階では、私は計測器のように純粋に反応するだけで、このような私の内の化学作用の変化が、自分を行動や表現に駆り立てる動機づけになることはありません。

感覚と動機づけ

縁《ふち》を感覚するとき、私の中にそれぞれの縁に特定の感覚内容がもたらされます。それらの感覚内容は、私の心身の化学作用の変化した結果であり、情緒に基づいた未分化の感覚と呼ぶべき種類のものでしょう。この時点で私は、これらの感覚内容に対して意図を持たない反射的な反応をしますが、これは脳に関わるものであっても、悟性によるものではありません。反応や反射的行為は、動機づけられた行為や表現と同じものではないのです。

思考が情緒を駆り立てるのだ、と言う人びとがいますが、確かに、私もそう言うことは可能だと思います。けれども私の経験では、情緒もまた思考を駆り立てることができ、ただし思考と情緒は独立したシステムで、その上で両者は統合されます。そのうえ人が感覚から解釈へと進むにつれ、両者は成長に固く結びついて統合されるのです。ところが情緒は、思考や認知さえも抜きで物理的反応を駆り立てることができます。感覚内容に対する情緒的反応において、人の手は不意に事物に手を差し伸べ、また事物を払い除けることができます。表現もそして自分と他者との相互作用さえも、この時点ではまだ悟性による意図はなく、複雑化しておらず、意志によって勝手に近づくこともできません。ただしこれらの反応は、悟性の基盤にはなります。

思考と動機づけ

経験はまず、解釈抜きで蓄積されるでしょうし、純粋に印象の水準《レヴェル》にあるでしょう。この印象こそが、最も基本的な水準《レヴェル》での、縁《ふち》の感覚による厳密な測量でしょう。より複雑な次元《レヴェル》になると、感覚を通じて得た経験を、感覚的に測量するようになるでしょう。それでもなおその経験が、欲してされたものなのかそうでないのか、という区別は起こっていませんし、にもかかわらずすでに蓄積されている感覚と経験との結びつきが呼び起こされるでしょう。そのように思考された内容は、その思考自身が掴《つか》み、また押し除《の》けるという、意図的でない反応を駆り立て、あるいは元々の体験によって生じた身体的反応の再現を駆り立てるでしょう。これが様々な夢になるのです。夢と現《うつつ》の違いは、目醒めている間の生活における諸々の行為は次第に社会性を持ち、目的を持ち、意図を持つように方向づけられることです。

解釈のないところにも、経験は未だ存在します。解釈のないところにも、感覚と情緒は未だ存在します。解釈のないところには、意図的でない思考と表現と行為の形態が存在します。解釈のない世界は、意識的に誕生するかしないかの境目、半受肉の状態、そしてたぶん未だ運命《カルマ》の「定まらない」中間領域である、夢現の薄明《トワイライトゾーン》なのです。

第11章　戯《ざ》れ言と理念

感覚の内容、または感覚体験の表象《イメージ》が蓄積されるようになり、またそれが諸々の行為を促す刺激として想起されるようになったとき、概念の形成が始まります。表象像はひとまず記憶として仕舞われますが、それは悟性の倉庫にではなく、衝動《インパルス》の働く位層《レヴェル》に、すなわちある種の「身体に精密に刻まれた」刻印として蓄積されてゆきます。

一貫したシステムとして解釈を発達させることの未だなかった私が、あなた方が「扉」として知っているものに行き当たったときのことを、想像してみてください。私は、扉に触れることもなく扉を見ることもなく、私の身体を通してその扉の性質を感じ取るでしょう。そして扉にただ「共振」することのみで、閉まったままでは通り抜けられないものであることを感じ、敢えてそのまま通り抜けようとはしないでしょう。私は扉が平らで薄いものであることを感じ、更にはその固さが開放されて、扉の向こう側に空間が拡がっていることも感じ取るでしょう。もしも私がそのとき、肉体に基づいた感覚機能へと移行していたならば、私は扉の羽目板をトントン叩いて「扉」というものの性質を検証し、木から返ってくる響きによって、その前に触れないで感覚したことが正しかったのか否かが、わかったでしょう。このような体験を幾度か重ねることによって、ひとつの経験が他の似通った感覚体験のいくつかと結びつくでしょう。そして質感や匂いや視覚印象というような更なる感覚的探求は、こうした「扉」体験の諸々を分類するのに一層役立つことでしょう。後には、扉は閉まったままでは通り抜けられないこと、固いこと、またその固さが向こう側では希薄になって空間へと開放されることなど、ここで感覚されたものに関わる類似した形式《パターン》による類似した感覚が、思考は呼び起こさず、別の扉をトントン叩いてその感覚を確かめようという、身体に精密に刻まれた《ボディ・マップド》衝動を呼び起こすことでしょう。そして更に複雑な次元《レヴェル》では、嗅覚による「扉」の感覚が、先に為された触覚や味覚や視覚による精密な測量《マッピング》を用いて更に探求しようという、身体に刻み込まれた《ボディ・マップド》衝動を、呼び起こすかもしれません。

感覚された内容のありのままの状態から、それを機能させることへの移行は、もっと後のことです。そのとき感覚印象としての「扉」は、反応し行為を仕掛ける対象としての「扉」に移行するのです。そのような行為は、感覚する次元《レヴェル》にとっては大変に困惑させられるものでしょう。感覚する次元《レヴェル》において人は、扉が閉まったままでは通り抜けられないことや、それがどの程度固いのかを理解はしますが、その固いものが扉を叩いたり押したりという行為に応じて動くとは想定できません。にもかかわらず扉は、固いけれど、押してみると開くのです。——そしてそれは好奇心をそそらずにはいられない、少しの妥協も許さない体験なのです。私自身、数年に亙って居間の扉の単純な開け閉めを繰り返していたことを想い出します。(1)私は扉が何かの魔法か手品を私にしているのだと思っていました。もしそれが、物の機能を重要な概念として捉える解釈システムの中で行われていたなら、扉の意味は明らかだったでしょう。けれども感覚システムでは、それを把握し理解することは難しいのです。

ひとたび対象物が反応してそれ自身の行動を起こすように見えると、ここに別の問題が生じます。固くて通り抜けられず、しかし押せば開く「扉」が、広い平面部分と鋭い縁《ふち》(角)を持っていて、黄色いプラスティックでできており、特定の匂いと味とトントン叩いたときの響きを持っていたとしましょう。するともしも、やはり黄色いプラスティックでできた、その扉によく似た食卓の上板があったなら、それを先の「手品」、つまり扉が自在に開け閉めできることを試す場として使うことにもなり得るでしょう。ですからもし解釈なしに生きている誰かが、その上板を叩き続けてひっくり返そうとしても、一向に驚くにはあたらないのです。もしもあなたの家に木製の「扉」があり、それが固くて通り抜けられないという感覚対象であるにもかかわらず押せば開いて通れるなら、やはりあなたの家にあるよく似た木製の壁羽目板をその人が押して通り抜けようとして衝突し、同じ密度を持つ面が、ひとつは開いてくれるのにもうひとつは開かないと言ってしきりに困惑していたとしても、驚かないでください。

似たような問題が、物を落としたときに空間を落ちてゆくことについて生じます。私は物を落とすことをすばらしい体験と感じ、こころが大変自由になりましたので、何を落とすかについては頓着しませんでした。加えて私をぞくぞくさせたのは、落とされた物が空間を通ってゆき、遂にはそれが下で「受け止められる」のを見ることでした。おもちゃのナイフが窓から落ちて雨樋《あまどい》に受け止められる様子。食物のかけらが窓から落ちて雨樋に受け止められる様子。紙切れが窓から落ちて雨樋に受け止められる様子。後に私は自分自身も空間に投げ出し始めました。私はこの魔法のからくりを、有無を言わせず暴《あば》き出そうと試みました。私は空間を落ちてゆき、そして床に直接たたきつけられ、床は私を「受け止める」のでした。私は泣きませんでしたし、感じるはずの痛みもありませんでした。私は自分のことをクスクス笑いました。なぜならそれは、ちょうどディズニーランドで乗り物に乗ったときと同じ、特別な気持ちにさせてくれたからです。

食べ物についても同様のことが起こりました。私は何かの質感が私の顔にある穴の中へはいってゆくことを「食べる」(2)と言うのだと、自分なりに把握していました。そして実際にこの経験をよく調べることなしには、大変不自然な行為であると思いましたので、私は目の前に置かれているものをとにかく食べることによって、その形式《パターン》を学びました。解釈からくる区別をしなければ、人は機能抜きのあるがままの経験を得るのです。私はこの「からくり」に挑もうと取りかかりました。あらゆる物を私の顔の穴である口に放り込んだのです。――砂、泥、紙、ボール紙、ゴム、プラスティック、シャンプー、硬貨、あらゆる種類の植物(有毒な物も)。感覚の次元《レヴェル》においては、かなり明確な答え《メッセージ》を得ました。すなわち、顔の穴に事物を放り込むことは、質感や匂いや味のための、また噛んだり飲み込んだりすることによって生じる筋肉の反応《フィードバック》のための感覚体験の供給源であり、すばらしく不思議な感覚体験(視覚的・聴覚的に「ぞくぞく」するような陶酔感の得られるものも含めて)を私にもたらすものでした。基本的に、私は幾分ナムコ製のコンピューター・ヴィデオ・ゲーム、パックマンに登場する何でもかんでも飲み込んでしまう化け物に似ていました。私の身体への影響は、と訊かれるなら……。私はあらゆる種類の感覚作用に通じていましたが、身体についての概念もまた、解釈ぬきでした。身体は砂やプラスティックや植物などの、身体の中へはいるものと同様、それらの感覚体験遊戯《ゲーム》に使われる駒にしか過ぎませんでした（もちろん食べ物も駒のひとつでしたが、食べ物は上述のものほどよい刺激を感覚に与えませんでしたので、普通はあまり選びませんでした）。

以上のようなことは、社会への順応を困難にさせるかもしれません。けれどもそれは、「自分を傷つける」という解釈的概念があるとか、「正常に機能する」ことを人が要求されるから、という理由からだけでなく、多くの人びとが物事を共有しなければならない、すなわち人びとが物事に関わるにあたって、ある程度の予測可能でかつ似たような方法を取ることが要求されるからです。

トイレ付浴室《バスルーム》には、白く冷たく滑らかで曲線の縁《へり》を持つものがいくつかありました。そしてそのいずれにも金属製の備品が付いていました（白い曲線の縁《へり》と金属製備品の両者は、はなはだ対照的な感覚体験をもたらします）。そしてそれらの備品は、叩けば同じ音を鳴らし、噛めばどれもカチカチとして金属的な感覚を与えるのでした。そしてそこには必ず水が流れるのでした。感覚の次元《レヴェル》においては、まず事物の本性が感じ取られ、次に形式《パターーン》が来て、最後に機能が問題にされるのです。感覚の次元《レヴェル》においてはそれらは比較的類似した感覚的本性を持っていました。形式《パターーン》の次元《レヴェル》においては、それらのいずれの縁《へり》に腰をかけて自分の身体から小水を出し、その対象物の「へそ」の如き穴に流し込んだあとで、金属製の備品を使いその形式《パターーン》にのっとって水を「どっと流して」もよかったのです。そして機能の次元《レヴェル》において見るならば、何ということでしょう。それらの事物は洗面台と浴槽と便器であり、各々固有に指定された社会的用途を持っている、と思考されるのです。加えて、便器を使う際に予期されることは、不安に晒されるという意味において、洗面台や浴槽を使うときよりも安心度の低い領域である、ということでした。洗面台や浴槽を使うときは、便器を使うときのように自分から出てくる排泄物について心配し、また期待することがないからです。

ありのままの状態から形式《パターン》へ、更に機能へ、という移行を起こさせようと、世界はしきりにもどかしく思っています。確かに、この発達における変換が三歳あるいは五歳以降までずれ込むようなことがあれば、人びとは大変な恐慌《パニック》に陥るのです。もしも人が形式《パターン》や更には機能を把握したにもかかわらず、それよりもはるかに論理的で賢く親密に見える以前のシステムに、常に戻ってしまうなら、その人は障害をきたしていると思われます。つまり気がおかしくなっているのか、あるいは、発達遅滞か感覚障害かそれら全部ひっくるめた重症かもしれないと思われ、周囲の目には隔離しなければならないほど困惑させている、あるいは「助け」を必要としているように映るのです。ありのままから形式《パターン》、そして機能への発達転換の欠如で、最も顕著で注目に値するもののひとつは、その欠如が行動や、一見「理解不能な」情緒的・認知的・感覚的反応に顕れるだけでなく、言語にも顕れる場合です。

先述した扉について、それが機能として理解される以前に戻ってみましょう。それが事実「扉」（扉は機能としての概念です）である以前、それを指す言葉は一切なかったでしょう。後になって、扉というものになったものについて、肉体に基づかない感覚から、肉体に基づいた感覚へと移行する際、その音としての概念は‘door’［dɔr］とははなはだ似つかぬものです。もしも扉を叩いてみるなら、（実はその扉にもよるのですが）それは‘took’［tuk］という名であると答えるでしょう。もしもそれが押されて開いたときに、絨毯を引きずるならその名は‘rerr’と答えるでしょうし、蝶番《ちょうつがい》がきしむなら‘ii-er’という名と答えるでしょう。扉doorは一切音としての概念を持っていないかもしれませんし、扉の体験にまつわる音の概念は、その扉に関連する雑音の感覚の情緒体験から来るかもしれません。ですから開閉する扉に夢中になっている様子を例にとると、この雑音体験が少し抑制されたきしみをもたらすならば（抑制されたきしみの音を文字に書くのは困難ですが）、私にとって扉の体験から連想される音の概念は、溜め込んでから絞り出されるようなその音そのままになるわけです。ある人の内で、この雑音体験が情緒的につながりのある身体の動きの表現をもたらすものであるとします。そしてその身体の動きがたとえば、指が突然ぎゅっと握られて外向きのこぶしになり、そのこぶしが胴体に向かって突然強く引かれるものであるなら、これは開閉される扉のもたらす雑音体験に伴う言語記号に通じるものとして保持されるでしょう。

このように多くの物が、‘degoitz’でした。‘degoitz’とは、ある種の雑音感覚体験によって誘発される情緒的感覚から連想される響きの形式《パターン》です。長いこと私は、特定の対象物については解釈に基づいた呼称《ラベル》を学んでいたにもかかわらず、それら‘degoitz’の響きを持つ対象物はそのまま‘degoitz’に留まっていました。機能的な効用から対象物の名称を貼り付け《ラベル》るのではなく、私はそれらの事物に共通した感覚的－情緒的作用によって名づけ《ラベル》ました。そしてそれらの事物は互いに全く異なる機能を持ち、それどころか見た目にも全く異なっていたにもかかわらず、感覚‐情緒の次元《レヴェル》ではすべて等しくひとつだったのです。それらはみな‘degoitz’でした。まずはじめ‘degoitz’は名詞として使われました。後には臨機応変に形容詞‐名詞として使われるようになり、更に後にはただ形容詞として使われました。このようにです。「ドナ、この（透き通った深紅の）グラスの様子を説明してください」、「デゴイッツ」。解釈システムのみを使っている人の自然な反応は、私が何も聴いていなかったと捉えるか、ふざけていたと捉えるか、何らかの障害によるものだと理解するかでした。そして更に後になると、‘degoitz’は他の形容詞の文法上の形式を真似て、Elizabeth → Elizabethan エリザベス朝の、George → Georgian ジョージ朝の、Edward → Edwardian エドワード朝の、のように、‘degoitzian’になりました（ちなみに degoitz の始まりは degoitz-degoitz でした。これはたぶん tickling［くすぐる］の tickles-tickles［コチョコチョ］を聞き違えたもので、その情緒的感覚から連想されてできたものだと思います）。

記号づけの次元には、‘lemons’「レモン」と呼ぶ感情体験もありました。「レモン」を解釈システムの言語を使うなら次のように説明できます。「露出への鋭敏かつ激しい不安の感覚が結果として意図性のない本能的な回避反応になるもので、内向性あるいは広場恐怖症《アゴラフォビア》と呼ばれるものの基になる感覚に類似している」と。なぜこの体験をレモンと呼んだかと申しますと、「レモン」という言葉がよく似た感覚に使われていたからです。もしレモンを食べたとするなら（私は実際レモンを食べました）、その味は上述と同種の、意図性のない本能的な回避反応をもたらしました。にもかかわらず、レモンの感覚はレモンという物理的対象によって定義づけられるのでもなければ、その匂いや味によって定義づけられるのでもなく、もっぱらこの名前がつけられているもの、すなわちレモンを食べることによって引き起こされる肉体的反応によって定義づけられていたのです。これと同様の肉体的反応が、たとえば人に褒められたり、他者に強い好意を持っていることに気づいたり、他人の前で、あるいは自分の意識に直面して自己を表現しなければならない場合に、その鋭く生々しい体験を意識するときにも、引き起こされます。

あなたは「レモン」という言葉を私がどう使うかで、困惑されているかもしれません。けれどももしも、あなたが私に「レモン」を見せて欲しいと尋ねたなら、そのときあなたはなおいっそう困惑されることでしょう。もしも「レモン」を見せてくれと言われたら（そしてもし「レモン」の反応そのものが、そのような個人的な対面での表現に晒されることに意識的に立ち向かい、それに耐える能力を排除しなければ）、私は腕を上げて肘を脇に付け、手首を肩の近くで反らせて、手の平は外側に向けて指をカップのように揃えて曲げます。同時に顔をくしゃくしゃにして上唇の先を鼻へとめくり上げ、強烈な日光にしばたくように目をすぼめることでしょう。それを見ていた人びとはそのような反応に大変困惑し、たぶん私が理解しなかったのだと憶測するでしょう。けれども正にこの動作こそ、「レモン」が外からどう見えるかを提示したものなのです。瞬時に為されるこの動作は「レモン」の記号になりました。後に「レモン」は「レモンを持っている」という言い方に変わりました。けれども依然人びとに理解はされませんでした。更に始末の悪いことには、いかなる事物がレモンの原因になるのかという彼らの質問に対して、私は「羽毛のようにふわふわな人びと」と答えてしまったのです。更にそれを説明するよう請われたので、ふわふわの縁《ふち》の感覚を持つ人びとは、私にレモンを与えるような「共振」を引き起こすから、と説明しました。みなさんはまざまざと色鮮やかに見て理解するでしょう。人びとが感覚に基づいた言語を理解することができたなら、そこは言語学上完全に異なる世界であるということを。それでは以上を解釈言語に当てはめてみましょう（意味内容を蓄積して概念説明ができるようになるまでに、私は二十年かかりました）。「ふわふわの縁《ふち》の感覚を持つ人びとは、私にレモンを与えるような共振を引き起こす」という言い方は、「情緒エネルギーの自在な流れを発散する人びとは、私の中にある同様の形式《パターン》を呼び起こし、そのことを通じて私は、自分が自分自身と他人の前に晒されていることをあまりにも鋭敏で意識的に認知するので、その結果私の内部に、いわゆる、内向性や広場恐怖症《アゴラフォビア》と呼ばれるものの根底にある感覚作用に類似した、意図性のない本能的な回避反応が起こる」のような表現になります。さて、私は知りたいのです。教えてください。五歳、十歳、十五歳、そして二十歳にもなった人間が、自明に思える質問に答えるために、幾つもの翻訳の泥沼を通じて何に苦労することになり易いのか。そして、一体どれほどの人が、一見「理解不能な」言語でも、実際は理解可能であり、それどころかはっきりと大多数の人が「正常」であるだけでなく唯一の言語であると考えている解釈言語への翻訳ができる筈だ、という可能性を思いつき易いのか。

話し言葉や、表情や身体言語《ボディ・ランゲージ》や歌の水準《レヴェル》では、感覚システムによる言語は解釈言語の規則に従いませんし、そのことを期待されたとしても不合理でしょう。ところがその規則に従うことこそが、大多数の人びとが期待することなのです。感覚システムによる言語は、受け入れられたとしても、それは常軌を逸していて役立たずで無意味なものだと考えられるのです。ところが、感覚言語はしばしば、解釈言語を使う多くの人びとが失ってしまった体験、知ることで成長することができるような体験を、伝達するのです。そして理解されたとしても、特異なものであると考えられます。けれども感覚システムの中の言語と概念は、解釈の欠如した人びとによって、また解釈が首尾一貫せず第二義的である人びととの内で、繰り返し繰り返し使われます。これらの人びとは、地球の反対側に住んでいて、互いに出会うことがありませんでした。けれども彼らは互いの概念を比較的理解し合うことができるだけでなく、彼らのうちの多くが、同じ記号と単語と行為と響きを、同じ感覚内容と感覚的 - 情緒的体験に対して持っていることがわかりました。私はオーストラリアで生まれ育ちましたが、私の「レモン」という概念は、その内容を、英国の人で同じ感覚を共有している女性に見せたところ、「あっ、それは崩壊してゆく感情ですね」と言われました。驚くべきことに、これまで会ったこともないのに同じ感情に対して自然に「彼女の言葉を使っている」人間に、遂に出くわしたのです。

第12章　進歩なのか

感覚から名まえへ

非肉体的な感覚から、肉体に基づいた感覚へ移行してからも、初期の段階である感覚システムが未だ残っている場合があります。人が初期の段階を手放す理由のひとつは、自己統合《アイデンティティ》の確立です。もうひとつの理由は、次の段階である悟性システムを信頼し、そこに慣れる能力《キャパシティ》があるということです。それが実現できるか否かは、感覚－知覚作用と情報処理がどれほど首尾一貫して予測可能であるか、また初期の段階における経験に比べ、新たなる諸経験がどれほど価値あるもので理解しうるものか、にかかっています。ときに人は、初期の段階に頑固にしがみつき、次の一歩を踏み出さないよう妨害してしまうことがあります。そしてもしこのようなことが揺籃期《ようらんき》に、未だ解釈と「悟性」が誕生する以前に起きるならば、このような妨害行為は、敢えて「決断」と呼ぶほどではないでしょう。万一悟性が先へ進もうとした場合にも、意志、あるいは魂は、自らの置かれた状況や周囲の環境に信頼を寄せられないばかりか、悟性そのものを信用することすらできないのです。そのことが特に顕著なのは、解釈の生じる源泉であるべき知覚－感覚作用が、首尾一貫せず、断片的であり、あるいは何かの理由で信頼の置けるようなものでない場合です。

もしも上述のことが、大変早い時期に起きてしまうなら、心理療法《サイコ・セラピー》もほとんど助けにはならないでしょう。というのも、悟性そのものは何ら損なわれていないし、前へ進もうと専心しているかもしれないからです。意志と共に何かを為し、意志に悟性を信頼するよう仕向けるのは全く異質のことですし、はるかに困難なことなのです。悟性は意識的に理性化されてゆくものだからです。意志へ向かう小路は一方、間接的に意識と対峙して進む道です。意志の棲家《すみか》は意識の夜明け前にあります。意志と出会い、意志が徐々に意識へと信頼を寄せ、そして意識と敢えて接触できるようにと、その小路を少しずつ進む助けを得られるのは、夜明け前のその場所においてだけなのです。

もしも感覚から解釈へのこの小路を滞りなく進めたとすれば、そのはじめの数歩は、感覚内容の測量《マッピング》から、形式《パターン》の測量《マッピング》へ、そしてその形式《パターン》によって事物や他者の性質を確かめることへと移行するものです。更にそこから、人は性質の測量《マッピング》だけでなく、その機能や目的の測量《マッピング》へと移行し、あるいはそれらの機能や目的の働く範囲さえも測量《マッピング》するようになるのです。

はじめは、自分と他者との間に起こる相互作用という理念は存在しませんでした。というのも感覚システムの内にあっては、自分プラス他者ではなく、それどころかそもそも自他の別もないからです。感覚システム内における親密性は、交感《エンパシー》に関わる要件であり、交感《エンパシー》は共振と融合に関わる要件です。それに比べ、解釈システムは事物や人の分離が保持されることを要求し、それらの人同士・物同士の遭遇《エンカウンター》から生じる「反映」の構造を要求するのです。

共振と融合から分離と反映への移行は、不自然な方向づけに見えるかもしれません。というのも感覚システムの内にあって人は、自己と他者を区別するすべての感覚構造となっている境界線を消すことなしには何も得るところがない、という体験に引き込まれるからです。ですから悟性が介入してきたときでさえ、人はその悟性の内に他者との分離を保持することができないかもしれませんし、その人自身が悟性的に呼び起こした感覚内容に融合し、ことによると、反映能力のない意識へと還ってゆくことになるでしょう。

分離へと移行するために人は、感覚するのではなく知ることを求められます。感覚するためには融合が必要です。知るためには他者と常に分離していることが必要です。

融合へ向かおうとする気持ちは徐々に昂じて、制御のもはやきかない深みへと引きずり込まれると言った方がむしろ近いような気持ちになるでしょう。融合することの自由は徐々に、窒息するかのような気持ちになるでしょう。そしてそれよりもおそらく更に稀少かつ厄介なのは、移行が中途半端になり、人は融合と分離の両者を行ったり来たり揺れ動くので、結果として自己統合《アイデンティティ》の形成に影響が及ぶことです。ある部分では悟性と、個的存在としての自分自身の分離意識が進行してゆきます。別の部分では、悟性は避けられ、悟性と自己の同一視《アイデンティファイ》ができないかもしれず、悟性が安全で有用であると認めることすらできないかもしれません。そして周囲から独立した個的存在としての自己に関わるのではなく、感覚システムの範囲内で融合・共振するための道具としての自己に関わるのかもしれません。以上のような状態が、悟性の二重存在状態です。ひとつの状態が白昼夢の自己、前意識的自己であり、もうひとつの状態が意識的悟性です。意識的悟性は自己の存在を自覚していますが、おそらく自己を抑制することはできても、それを支配《コントロール》することはできそうもありません。

悟性は先へと進んで、事物に名まえをつけることによる解釈を発達させますが、傷つき損なわれていない感覚的自己なしでは、悟性は名まえを越えた解釈の次元《レヴェル》、すなわち個々の重要性・意義づけというものを考慮に入れた、より複雑な解釈を思いつくことはできないでしょう。ここは悟性の誕生地ではなく、偽りの自己の誕生地なのです。

感覚から個の意義づけへ

名まえによる解釈の段階では、あらゆる水準《レヴェル》の解釈言語、すなわち触覚言語、視覚言語、聴覚言語などの多くを使用することができます。けれども名まえによる解釈は論理に頼っています。感覚は、その本質が何かです。論理は、何が見かけに顕れるかです。

そこに厄介《トラブル》な問題が持ち上がります。その本質が何か、という感覚が、見かけに顕れるものと、全く一致しないように見えるときです。人はどちらのシステムに従って行けばよいのでしょう。感覚は論理と異なり、「検証する」ことができません。人は単にその感覚を信頼し、気づかなければならないのです。社会学習というものは、口先では信頼していると言いますが、実際に検証できないものは信頼するな、と諭します。社会学習は、感覚が副次的なシステムであると教えるのです。周囲から「単純」に見られる人とは感覚に頼りがちで感覚を信仰する人である、というのは、おそらく誤りではないでしょう。そしておそらく、「知性《インテリジェンス》」のない「単純」な人かどうかは、解釈システムを使うことにどれほど精通しているかに関わっているのだ、ということになるでしょう。ある部分ではそのことも知性《インテリジェンス》次第というよりは、おそらく、その人の持つシステムと自己統合《アイデンティティ》との間の関係性や、社会学習が初期システム、すなわち感覚システムへの固執を克服したか否かであり、初期システムである感覚システムに信頼を置いているか否かによって決まるのです。

　ところが感覚から名まえによる解釈へと進んだ人でも、ときおり「愚か」であると誤解されることがあります。周囲の人びとは、逐語的に解釈する者であることは知性の反映ではなく、「純粋・愚直《ナイーブ》」であると見なします。彼らは悟性を使いますが、名まえとその逐語的解釈を越えて個的な意義づけの次元《レヴェル》に至る過程は欠いているのです。ある人はそこにテーブルがあるのを見ます。けれども別の人はそのテーブルが誰のものであって、なぜそこに置いてあるかを見るのです。私たちは後者すなわち意義づけに向かって努めて至るよう教えられますが、けれどもそのすべての優位性にもかかわらず、意義づけもまた偽りの自己の温床であり、その戯れ《ゲーム》は所詮、見かけの王国内で行われているに過ぎないのです。

解釈をしない人は、よく発達した感覚システムによって身体と心《ソウル》に頼ることに精通しているのかもしれません。そして逐語的解釈の悟性王国に住んでいる人びとの中にあって、自らを「異邦人《エイリアン》」として体験するのです。

感覚する人は、人間や他の生き物や場所や事物など（そして身体さえも含めた）周囲の環境にあるものの意味や目的や機能について思い悩むことはありません。それらはちょうど、逐語的解釈の人が、個的で相対的な意義づけの世界に住んでいる人がそうであるようには、階級づけや遊戯や他人のイメージ形成などについて思い悩まず、それどころかそれらを思いつくことすらないようにです。私たちはこの地上で、宇宙人《エイリアン》はどこだと捜していますが、けれども既に彼らは私たちの中に居るのです。私たちは毎日彼らに出くわしているのです。そしてそのとき私たちは互いに、誤った解釈と理解と説明と判断を持ってしまうのです。偽りの自己の世界にいる人は、階級づけの眼鏡を通して見ています。悟性の世界にいる人は、分類《ラベル》と分析の眼鏡を通して見ています。魂《ソウル》の世界にいる人は、自分の定義づける自分自身を全く見ることができないかわりに、真実の自分を感覚することができるのです。このように、それぞれのシステムによって、また接触する他人のシステムによって、すべてはまちがいにもなり正しくもなるのです。

感覚の王国では、自己の意識も他者の意識もありません。

論理による名まえの世界には、自己と他者が存在します。その人は、完全な自己意識と完全な他者意識の間を行き来します。けれども互いの関係性の中で両者を同時に体験することには、常に失敗し続けるのです（概念を論理的に把握できるにもかかわらずです）。ここにおいて人は、感覚するだけでなく要求することすなわちneed―必要とすることを知るのです。そして可能にすることすなわちcan―できることを知り、また期待することすなわちshould―すべきであることを学ぶのです。ここにおいて自己の悟性的概念は、感覚や知覚の許す程度には正直です。

事実を論理的に収集してゆく名まえの世界から、個人的・相対的意義づけの世界へと進むことは、自己〈さもなくば〉他者から、自己〈そして〉他者の並存へと進むことです。

論理は体験を蓄積する悟性の生まれ故郷です。好奇心もそこで生まれました。ところが個人的、相対的意義づけへと移動するとき、人は区別と選択へと移動しているのです。ここにおいて人は感覚し衝動するだけでなく、また欲し必要とするだけでなく、好みまた望むようになるのです。

ここにおいて人は夢を持ち、想像します。そして想像したイメージを変容させ現実の中のそのイメージを探し求めるのです。不思議なことに、感覚から個的意義づけへの進行は、外の生活へ向かう移動ではなく、内なる悟性へ向かっての移動であることです。ただしそれは悟性の特定の部分、あるいは悟性の骨組みへの移動です。すなわちすべての体験に関連して夢想的に作り上げられた自己概念が、悟性によって提示されるのです。自己（そして他者）の悟性的概念は今や、実在するものの提示のみに留まらず、人が自ら（あるいは他者に）どうなることを望み、どうなることを恐れているかを提示しようとします。誤解は名まえの悟性から生まれます。しかし狂気は偽りの自己の構成要素です。感覚と悟性の平衡をとるという骨の折れる仕事がどんどんあてにならないものになってゆくに従い、成長にはその代償が伴うのです。

感覚することと解釈することの違いは、「文化」と呼ばれるあらゆるもの——すなわち、互いに関わり合い、意思を伝え合う《コミュニケイティング》ための、そして理念や概念のための社会に共有されている方法や、自分自身を統合し認知する《アイデンティファイイング》方法に、あまねく広がっています。けれども両者の違いは、「文化的」交流をするときに感じられる以上のものにまで進んでゆきます。というのも、文化交流はただ、同じ解釈システムの中で、解釈の手段を交換することに依るのみだからです。

文化交流には、異なる言語形態や、本来同じ感覚と知覚と認知の構造《メカニズム》から発生したすべての解釈方法を、あるいは共有しあるいは交換することが含まれています。にもかかわらず、もしそのような困難な試みをすればの話ですが、解釈する人間にとっては、物を解釈する蛸《たこ》と文化交流することの方が、解釈なしに主に感覚の次元で自らを機能させている人を理解することよりも、はるかに容易であるでしょう。

人類は未知なる宇宙人《エイリアン》についての、（解釈に基づいた）空想《ファンタジー》を創り上げました。それはある意味において常に、解釈システムへの何らかの期待と思い込みでした。このことは解釈的な人類をはなはだひとりよがりにし、主導権を握っていると感じさせるに違いありません。というのも、人類はこうした未知なる存在と交流し意思を伝え合う《コミュニケイト》ために必要な水準《レヴェル》の、翻訳方法を見つけることができるはずだからです。しかし、もしも未知なる存在が解釈システムを使うことにかけてはそれほど進化しておらず、却って感覚システムを使うことにおいていかなる解釈人間よりもはるかに勝《まさ》っていたならば、どうでしょう。

あらゆる次元《レヴェル》において、感覚する生物は解釈する生物とは異なっているのです。

解釈する生物、中でも特に人間は、まず第一に、聞くことに頼ります。感覚する生物は、それが人間であれ何であれ、諸々の感覚をずっと柔軟に使い分け、非肉体的な感覚作用や、身体による精密な測量《ボディ・マッピング》、触れること、聴くこと、嗅ぐことなどに頼ります。感覚内容を解釈することが感覚内容そのものよりも重要でないときには、見ることと聞くことはたぶん、解釈システムにおいてそうであったようには、第一の感覚ではなくなるでしょう。

そして視覚と聴覚が使われているときでさえ、それらの感覚は、感覚する存在によって使われているときには、解釈する存在によって直接的・意識的に使われるのとは異なり、前意識的・周縁的な方法が取られるのです。

記憶の保持とその想起についても、両者における働きは異なっています。感覚する人間は一連の記憶を、長い紐をひとまとめに束ねるように保持します。また記憶した情報の想起は、そこに接続《アクセス》するというよりは、引き金を引かれて誘発するようです。彼らは経験や概念の「意味」ではなく、感覚的本性に基づいた種別と関係づけによって、その経験を保持し、その概念を形成してゆくのです。

解釈する人間は、意識的悟性に頼っているため、記憶した情報への接続《アクセス》が、より自発的に可能であったとしても、それを保持しておく能力には限りがあります。解釈する人間にとっての情報の保持は、むしろ経験の意味合いに関係しており、その経験の論理的解釈やその経験に名まえをつけたときの解釈、またその経験の種別は、その経験の相対的あるいは私的な重要性に何らかの関係性を持っています。

異なる意識の形態に頼ることはまた、「社会的」という概念にも密接な関わりを持っています。前意識の自動操縦によって機能している人は、意志に支配されています。意識の次元《レヴェル》で機能している人は、悟性に支配されています。

前意識的な悟性は、間接的な接近に対しては応えますが、直接的に迫ってくるものには大変動揺し、不当につけ込まれているとさえ感じます。人びとの知っている社会の在り方の多くは、間接的な接触ではありません。そしてますます間接的ではなくなってきています。

意識的な悟性は、直接的に迫ってくるものに対しては応え、その接触を自分と他者との相互交流として体験します。競争、比較、階級づけ、そして戦略は、直接的な接近において意味を為すのです。

自らの表現に対する関係性も、二つの集団においてきわめて異なっているでしょう。前意識の自動操縦状態にある人たちの自由奔放な表現は、それがどれほど不快感を催させ、あるいは華々しい印象を与えるかには関係なく、その人の I「自己・私」にはなんのつながりもないものとして体験されるでしょう。つまるところ I「私」とは、悟性による概念であって、意志による概念ではないのです。意志とは、I「私」よりかなり以前に存在する it「それ」なのです。

it「それ」が何かを表現するとき、そこに選択するという感覚はありません。選択もまた、ただの概念ではなく、悟性による体験なのです。I「私」は物事を区別し選び取る力《パワー》を持つでしょう。たとえその選択の唯一の実践が、it「それ」を抑えつけることの中にあるとしてもです。ただし it「それ」には抑制という概念はありません（あまりに強く自らが曝《さら》されていると感じられるために、本能的に引きこもり、また表現を避け／歪めることが、「抑制」行為のように見えることがありますけれど）。

悟性による概念の「私」と意志による「それ」について。人が何らかの表現をするときの自分とその表現との関係性を、解釈という観点から考えてみてください。自己の在り方を反映した概念を使い、すなわち「選択」「自尊心」「享楽」「達成」「勇気」「応用」、更には「社会通念」という観点から考えてみてください。この「社会通念」とは、社会における相互関係性の根幹を為すものでほとんどすべての解釈的な人間が知っている（そして「自然である」と見なしている）ものです。

身体という概念も、この一部です。前意識の状態にあっては、身体は自己の一部としても「私」の一部としても経験されないでしょう。前意識の自動操縦にギアを入れた状態での身体による表現がされるということは、もしもこの段階で悟性的「私」が併存するなら、身体は「私」から分離した実在として、すなわち it「それ=意志」の使う道具として経験され得る、ということになるでしょう。以上のことを、解釈システムの人びとが身体的接触を通して互いに「私」を共有しようと求める、というような社会的接触という観点から考えてみてください。以上のことを、肉体的苦痛や冷たさや身体の不快感に対する個人的・情緒的反応として、そしてそのような感覚内容に「正常に」伴うと考えられるすべての社会的行為や表現という観点から考えてみてください。そのときそれらの感覚内容が感じ取られることはもちろんです。けれども前意識の状態にあってそれらは解釈はされず、それどころか個人的解釈は欠如し、そして「身体」に何が起こったのか気を遣うべきであるなどという概念さえも、きわめて異質な概念に感じられるでしょう。

解釈システムの内では、時と空間のような概念は当然のものとして受け取られています。ところがこれらも、主に感覚システムによって生きている人びとにとっては、その様相が著しく異なるのです。時は身体によって経験されると考えられています。しかし私の見方では、身体が時を解釈する方法の一部は、悟性体験によって支配されているのです。連続する時の流れとは、ちょうど色彩の移り変わりを見るのと同様の知覚体験なのです。

「大多数の人びと」が体験するのとは大変異なる方法で、色彩を体験する人や他の生き物が存在します。私は以前、氷のかけらに、最も刺激的でかつ美しいパステルカラーの虹を見ていたものでした。私は印象派の絵画作品に描かれた溢れんばかりの青や緑や紫や黄色に、いわゆる「肉」の色合いを見ることができました。

時間もまた私にとっては、左右の方向概念のように柔軟性を残した構成概念として見えました。「鏡に映った」物のイメージを受け取るとき、私は自分の悟性がそこで見えているものを反転させていることに気づきませんでした。いや、もしかするとその反転をさせていなかったのかもしれません。というのも私は単にそのとき見たままを受け取っただけだからです。同様に私は未来を反転させて「記憶」として体験し、それだけではなく場所も完璧に反転させて体験しました。ほんの数分前にはいっていった建物から出るとき、道路とそこにあるすべての物が反転して見えるのです。ですから家に帰るのが大変に困難でした（自分の車の位置を確認してからもです）。私はいったん家から充分に離れたところまで車を走らせ、それから不合理な選択に見えても、本能が家だと教えるのとは反対の方角を自分自身に取らせることによって、家に帰り着くことができたのです。

時が連続して一線上につながっており、空間における方角が定まっているというのは、解釈する人たちにとっては、紛れもない事実とされています。けれども、ちょうど犬が人間のようには色彩を知覚しないように、連続する時と空間に定められた方角もまた、情報処理のひとつの方法から生み出された知覚の組み合わせに過ぎない、と言ってよいでしょう。想像《イマジネーション》もまた、一筋縄ではゆかない問題《トピック》です。少しの間、想像するとは何かを、想像してみてください。想像《イマジネーション》は澱みなく流れる悟性の台本《シナリオ》を形成するような首尾一貫した方法で断片を意識的にまとめる能力と関係しています。

解釈が経験の主言語になる以前の感覚の王国では、視覚は他に優越した感覚ではありません。解釈する悟性によって抑制がかけられていると、意志が知るまでは、経験を変成して再表現する働きはそれほど高度に発達していないか、あまり実用的にはなっていないのです。解釈のないところでは、蓄積された感覚内容の断片は、互いに分離したままです。こうした情報を統合するのが、意味づけの役割です。すなわち、妥当かどうかを識別し、目的や機能や関係性を認知するのです。このような解釈の働きなしに生きている人びとは、放埓《ほうらつ》なほどに創造的です。そして何をどのように表現すべきかを決断《コントロール》する解釈的悟性の指示によって支配され、著しく視野をせばめられた人びとよりは自由であることが常なのです。

　社会における人間関係の在り方は主に、解釈を主要システムとする人びとの言動によって形成されます。彼らは通常、性別《ジェンダー》、人種、年齢、性行動、機能的能力のような諸概念を大切に見なしています。このような人びとは、以上の諸概念を定義《アイデンティフィケイション》づけの主要基準にして、自己と他者を容易に定義《アイデンティファイ》づけるのです。そしてこのような定義《アイデンティフィケイション》づけが、思考や人間関係の特定な在り方の基盤を形成するのです。

　手をご覧になってください。あなたの手に焦点を当ててみましょう。あなたの手を嗅ぎ、味見し、触り、凝視し、そしてその手に耳を傾けてください。あなたは手の上にいる細菌を体験することができますか。もしもそれが存在するということを、あなたが理論的に知らなかったならば、それらは果たして存在しているのでしょうか。存在とは体験にまつわるものです。そして存在とは、何が前景で、何が背景なのか、そして事物がどのように前景に登場しているのか背景に潜んでいるのか、ということに過ぎません。もしその事物が、人の知覚できないくらい背景に潜んでいるなら、それは経験上は存在しないことになり、かくして人は、体験できないものについてとにかく理論上のものとして考慮に入れることを教えられない限りは、その事物について理解することはないでしょう。さて今度は、あなたの手を大変強力な顕微鏡を通して凝視していると想像してみてください。あなたは今、最も強力な技術を使って、きわめて微細・微量の匂いと音と味を感知することができ、そしてそれは人間の能力の何百万倍鋭敏なものである、と想像してみてください。この瞬間、手の上の細菌は、ただ理論上ではなく経験を通して、ご自身の手と全く同じ水準《レヴェル》に等しく存在することになるでしょう。ですから、性別《ジェンダー》や人種や年齢や性行動や機能的能力のような解釈的概念もまた同様に、感覚する存在にとっては重要でないものとして、またそれだけでなく、時には知覚不能な非概念として、背後に退《しりぞ》く情報になってしまうのです。

不誠実であることは、嘘つきであることとは全く同じではありません。それは悟性の意志に対する拒否なのです。もしも私が何かを感じていると確信し、それどころか擬似的感情《プソイド・エモーション》を呼び起こして、その感情《エモーション》に沿った行為や表現を実行するための理論武装をするなら、そのとき私は不誠実であると言えます。もしも私が周囲の状況について理解するため悟性に耳を傾け、魂が（もはや体験されないほど背後に追いやられてしまう、という被抑圧状態には未だなっていないとすれば、）感情の次元《レヴェル》で悟性に対してそうではないと告げているにもかかわらず、悟性に沿ってその周囲の状況が安全であるという判断を下すなら、これも不誠実であると言えます。

社会は誠実さを奨励しているように見えますが、社会構造のほとんどすべては、不誠実の上に成り立っています。不誠実は他者から受けるだけでなく、自分自身にも因《よ》っています。不誠実は偽りの自己に由来し、解釈システムをいくらかは把握するよう、そしてそのシステムを厳守するよう要求します。不誠実は「見かけ」の世界のことであり、「見かけ」を「実在」であるかのように装って見せかける遊戯のことです。驚くべきことに、不誠実は通常、主に解釈によって生きている人を欺《あざむ》き、もしその不誠実を為す人が自分自身にさえも不誠実であるならば、それは特に顕著です。感覚を失ってしまったあとでは、大多数の人びとが、前景の情報としての「見かけ」を使います。感覚する人間にとっては、彼が「見かけ」に対して、それが「実在」であるかの如く偽って反応するよう、どれほど社会的に訓練され強制されていようと構わず、「実在」こそが前景にあるのです。私は以前、「見かけ」を知覚することがどうしてもできませんでした。なぜなら「見かけ」があまりにも背景にあることで、「実在」のみが突出していたからです。「見かけ」は、ちょうど予告なしにどこからともなく現れた幻影のように、ぱっと浮かんでは消えました。後になって私は、解釈システムも感覚システムと同様に身につけ、また適度に使い分けられるようになり、両システムにおける「二カ国語修得者《バイリンガル》」になりました。他の人びとが示している「見かけ」は「実在」ではないということを、彼らがあたかも知らないかの如き「ふりをする」のは、長いこと私を大変困惑させました。「見かけ」とは人がそれに従って行動すべきものである（そして「見かけ」が「実在」であるふりをして、それが実在ではないと知っていることを認めぬための社会的な共同謀議に荷担せねばならない）という考えを受け入れた後でさえ、私は「実在」を前景に感じることを、他者についての体験だけでなく自分においても、撃退することができませんでした。あなたの前にいる誰かが、ある物事に対して悟性が期待する通りの感情《エモーション》を表現しているとき、「実在」（その人の言葉の行間にあるもの）が、そのとき期待され描かれているものとは正反対の感情を大声で叫んでいるというのは、困難な人生です。そしてさらに衝撃的なのは、売り渡された魂に交感《エムパシー》して、その売り渡しをはっきり指摘すると、ただ笑われ、怒鳴りつけられ、無視されることです。

その人は誰かという概念もまた、「見かけ」による解釈の世界では異なっています。「見かけ」の世界では、乱暴にも大きな確信と共に、人は見かけこそが自分であるという考えと一体化《アイデンティファイ》し、またその考えを守ろうとするようになるのです。解釈システムを第二言語として会得した感覚する人間は、見かけを受け入れはするかもしれません。それでもなお、解釈する人びととは異なり、彼または彼女は、それが自分自身であると確信するようにはなれないでしょう。

更に踏み込んで言うなら、悟性による自己は、魂の自己と同じものではありません。事実両者は互いに全く相容れないものなのです。悟性はしばしば意志を抑圧しますし、意志はときおり、悟性の支配が弱まるやいなや、ここぞとばかり現れて支配権を強奪します。悟性による自己が堕落し、また偽りの自己にさえなる一方で、魂の自己は、悟性が社会的に学習した正義の概念にたとえそぐわなくとも、偽りの自己によって汚されることがありません。このように「私」は、造られたものかもしれず、またその深い真実の自己を本当には知らないだけでなく、いかなる解釈的人間も他人のことを誰ひとり知ってはいないかもしれないのです。悟性を越え、解釈を越え、見かけを越えて感覚する能力なしには、他者はすべてはかなく崩れ去る建造物であり、そこには実体も永続性も一切ありません。感覚する人間が解釈システムに足を踏み入れるまでは、しばしば孤独感というものを感じたことがないというのも、いささかも驚くに当たりません。それはおそらく、主に解釈によって生きる人びとが直面する最も恐ろしい情緒的疫病は、払い除《の》けることのできない孤独感である、ということが少しも不思議ではないことと同様なのです。この空虚な孤独感はまた、おそらく人びとを多くの社会的気晴らしへと駆り立てる最も強い原動力のひとつでしょう。この社会的気晴らしは、人びとが喫煙から暴力、共依存症(1)、そして搾取に至るすべてのものの影響を受け易くなってしまうような、ある種の精神的な癌の流行のことで、それは社会的に奨励されている疫病なのです。

「神」そのものの概念ですら、主に解釈システムで生きる人びとにとっては違ったものになります。解釈で生きる人びとは「神」を感覚あるいは知覚することがありません。そうではなく通常彼らは悟性によって「神」について考え、また「神」の真偽を検証すらします。こうして「神」は通常、彼らの外部にあるものとして、はるかに偉大で悟性によっては測り知れないものとして、また永続的で変わらぬものとして、理解されるのです。彼らは「神」を、偏狭な意識的思考を持つ人間がはるかに及ばない全知の存在として理解するでしょう。けれどもこのことは、人間がどれほどちっぽけな存在であるかということの反映とは限りません。つまり彼らがその悟性のみに自らをせばめて自分自身をちっぽけにしているからといって、それが人間そのものの反映ではないのです。主として解釈に頼る人びとは、「神」のことをより大きな視野を持つ存在として、またときとして傲慢な無謀さにある悟性にはけっして理解し得ない、万物における人間の位置を知るものとして、考えているのでしょう。彼らは「神」を、偽りの自己を越えて無限に交感《エムパシー》の可能なものとして考えているのでしょう。ただし、皮相な解釈的交感《エムパシー》以外すべてを余計なシステムにしてしまったのは、まさに彼ら自身の感覚能力《キャパシティ》の、否定と不使用に他ならないのです。彼らは「神」を純粋な何かとして理解しますが、それはたぶん彼らが見失い、置き忘れてしまった純粋さの投影でもあるのです。彼らの「神」の概念が、大方は置き忘れてしまってあまりに昔のことで思い返すこともできない、彼ら自身の感覚存在とあまりにも似ていることは、おそらく偶然ではないでしょう。このような人びとは実際、彼らが思い込んでいるようには、彼ら自身の外にあるものに届こうとしているわけではありません。実は彼らは、彼ら自身がそこに対して異邦となってしまった、自分自身の魂へ到ろうとしているのです。

悟性によって信仰に達しようとする人びとが、いくら儀式を洗練することができたところで信仰を見つけられないと言うのは、間違いではないでしょう。魂が悟性への信頼を失ってから、もう既に長い時間が過ぎてしまいました。ですから悟性が、恐怖に駆られた不安定さや不信感や後天的な傲慢さなどの汚濁から悪臭を立ち昇らせている間は、たとえ悟性が魂の扉を叩こうとも、魂はそれに応えようとはしないでしょう。ところが彼らの中には、悟性と、それに伴う概念構成や枠組に対する信仰を失い、「突然」自分が「神を見つけた」ことに気づく人びとがいるのです。たとえ悟性がそうなってさえ、これまでにつくり上げた数々の社会学習の手にかかって逃れられずに経験を方向づけまた歪めようとしても、そのような状態で見つかったものは外にあるどこぞの「神」ではなく自分自身の魂であった、ということではないでしょうか。

感覚する人間にとっては、「神」に最も近い概念は自分自身の魂です。共振とは交感《エムパシー》する構造《メカニズム》であり、感覚する人間はその交感作用を通じて魂（あるいは万物に宿る「神」）を感じるのです。もしも感覚する人間の感じているものがエネルギーであるならば、それは様々な物質体の鞘《カプセル》に封じ込まれたエネルギーであるばかりではなく、それらの物質鞘《さや》から染み出て空間の持つ感触へと流れ込んでゆくエネルギーでもあるのです。このエネルギーは風に運ばれ大海の潮《うしお》に乗って流されてゆきます。それらは地中に運ばれて、一つひとつの石の中に宿ります。(2)

「神」を信じる人びとは、神は万物に偏在する、すなわちすべての場と事物に浸透している、と言いました。主に解釈システムによって生きる人びとは、死への恐れや生命の保持に関する事柄について敢えて考えるならば、多くのことを考慮に入れなければならないでしょう。解釈システムを受け入れていない感覚人間たちが、死への恐れも身体的な危険への恐れさえも抱かないのは、ことによるとそれほど不思議なことでもないのです。

私は物心のついて以来、いつも飛びたいと欲していました。十代のはじめにあっても、飛ぶために建物のてっぺんから飛び降りようとしました。私の理論は単純明解でした。飛べないのは、身体が私を離れないからです。もしも私が身体に、私から離れるよう、分離するようにさせられたなら、私は飛ぶことができ、それまでの人生で感じることのできなかった自由を享受することができたのです。そのとき私は自殺をしようとしているとは感じていませんでした。なぜなら自分が自分の身体と同一存在であるとは思っていなかったからです。私は自分自身を殺そうなどとは思っていませんでした。それが経験の終わりであるなどとは思っていなかったのです。私は眠っている間、身体から離れていましたし、一日中離れている時期もありました。ですから私はただ単にそういう状態に留まっていたかったのであり、身体に引き戻されたくはなかったのです。折に触れて友人たちはこのような状態にいる私に出会い、私が動揺して自殺をしようとしているのだと思いました。ところが私はこの状態にあることがいつも幸せでした。それはちょうど、存在するかもしれない天国への門に立っているような浄福感です。私は死についても自殺についても知っていました。それは悲劇であり哀しみであり、自己を殺すことでした。死は経験の終わりでした。ですから私の状態は、自殺でも死でもありませんでした。私は自己が自由になること、そして自己に終わりのないことを知っていたのです。

幾年もの間、私は自殺について、またその意味についてよく考えました。鬱状態において身体から永久に離れたいと欲するのは、すべての経験を終わらせたいということです。もちろん、生命ある身体の内部で自分が死んでゆく、私の魂が引く潮の如く衰えてゆく、と感じたときもあります。この世を否定的に去ってゆくことは哀しみであり悲劇です。この世界に健全な身体で生きているにしても、その中に僅かの魂しか残っていない、あるいはその中に魂の幾許も残っていないのなら、それもまた哀しく悲劇的なことです。

第14章　多様性

「諸言語」

ウェブスターの辞典によれば、言語とはひとつあるいは複数の国や地域や職業内で広く使われる言葉の体系として定義づけられています。そしてまた、コンピューター・プログラムにとっての記号や法則の体系とも併記されています。言葉そのものは、話す際に意味ある内容を形成し、理念やもうひとつの《オールタナティヴな》理念を伝達し、文章を構成また補完することのできる、何らかの音あるいは音の組み合わせとして定義づけられます。

解釈システムの中での言語は、その発生の源である感覚や情緒の諸体験から直接進化したものというよりは、むしろ系統立てられ伝承されたものとなっています。解釈的言語は、それが話し言葉であれ記号であれ、ひとつの単語が言及している象徴から体験－概念へ向けて、はるかに多くの翻訳を必要とします。たとえば、Makaton[1]として知られる記号言語の中には、toilet 手洗所を表す二つの記号があります。ひとつは、一方の手を垂直にして他方をその上に水平に置くことで「T」を形造るものです。感覚に基づいた言語であれば、これは toilet よりも ‘table’ の方を、はるかに上手く伝達しています。さて toilet のためのもうひとつの記号は、人差し指と中指を揃えて胸の辺りに置き、そこから胴に沿って垂直に降ろして示すものです。感覚に基づいた言語であれば、これは二本の指がその人のシャツの布地をなぞって降りるときに出る音や、その布地や肌の感触や、あるいはそのとき身体に感じるくすぐったさに関わるでしょう。トイレを表すための感覚に基づいた所作記号として私が使っていたのは、ズボンを下へ降ろす動作でした。「T」記号は、トイレについてのいかなる肉体的または感覚に基づいた体験への直接的な結びつきをも誘発しません。同様に胸の上に二本の指を揃えて下へ降ろす動作も、その直接的結びつきを誘発することがありません。けれども現実の所作による記号は、それができるのです。聴覚障害者のための手話による牛乳の表現もまた、牛の乳を搾る所作記号をいくらか含んではいます。これは牛乳への感覚に基づく関係に、ほんの少し近づいてはいますが、しかし大多数の人びとは牛の乳搾りを自らの手でしたこともなくその様子を見たこともないのです。それとは対照的に、牛乳のための所作記号は、グラスを自分の口へ傾ける動作をするのです。もちろんこの動作は元々、牛乳に特定されるだけでなく、飲むこと一般を表す記号ですが、ただしこの動作の利点は、その動作記号から感覚－体験を呼び起こすのに、僅かな翻訳しか必要としないので、特に自分の力で記号から感覚－体験への接近《アクセス》が困難な人びとにとっては、きわめて迅速な接近《アクセス》を可能にしてくれることです。厳密にいずれの飲み物であるかの説明は、少なくとも飲みたいという要求がまずされた上で起こることが常でしょう。

話し言葉に関して言えば、「猫はどこにいますか」という文章は、多くの説明を必要としています。ここに問われている事物、――すなわち、猫――の出す音を感覚的に体験できる人にとっては、'brroook'という音を猫がいないところで聴くことの方が同じ質問を意味することになり、その方が事実上説明の時間を必要とせず、時と空間にかかる情報もはるかに少なくて済むのです。

「幾枚か紙を頂けますか」という文章も、よほど簡潔にすることができます。事物の感覚的本性を探究できるほど自由な人たちの間で、紙がクシャクシャにされるときの音を熟知している同士が、使える紙がないときに'cr - cr - cr'「シュル・シュル・シュル」(「シュル」はしわがれ声で)と言ったならば、そしてそれに特に加えて紙をクシャクシャにする所作を示すならば、容易にその意味するところが理解されるでしょう。

「この紙の表面は本当にピカピカに光っている」という表現もただ次のようにするだけではっきり示すことができます。すなわち、まず紙の表面をトントン叩き、それから「ピカピカ光る」所作を示します。拳《こぶし》を目の高さまで引き上げたら、いきなりその拳をパッと広げて手の平を外へと開き、花火が輝きながら落ちるように両側へ向けてキラキラさせるのです。――つまりこれは、光が破裂して放射する様子や、光を直視したときに起こる日輪花火に類するものを示すのです。「この紙は非常にピカピカ光っている」という言い回しは、今述べたものと同様の所作を更に展開することで程度の大きさがよく説明されます。――それは、手の平を互いに向き合うようにしたまま大きく両腕を広げるのです（空間の、

「大きさ」を含んでいます）。それを声に出して言葉で表現するなら、「紙、ピカピカーデカい」と言うことになるのでしょう。また、「ピカピカ光る紙は要りません」はごく簡単に表現することが可能です。ただ紙を実際に押しのけるか、件《くだん》の紙がそこにはないという所作によってです。もしもなぜその紙は不要なのか尋ねられ、しかもその紙がそこにないときにどうするか。そのときは、'cr - cr - cr'、「シュル・シュル・シュル」としたあとで、「ピカピカ光る動作＋大きな動作」は要《い》らない、と説明することができるでしょう。

言語の複雑さは知性の反映であるとは限りません。ときには、簡単な形態を使い、その他の事柄のために機知はとっておく方が、はるかに理にかなっている場合があります。解釈のための言語と感覚に基づいた魂の言語の両者が、その時と場に応じて互いに補完的な体系として働くということを理解するには、謙虚さと直観と実用性が必要です。

「文　化」

「文化」という単語は、『ウェブスター辞典』によれば、「特定の時代または人びとによる習慣と文明」と定義されています。

文化とは、共有された感覚ー知覚体験から生まれたものです。そして主に解釈する人間による感覚ー知覚世界は、感覚する人間による感覚ー知覚世界と大変異なっています。

ある人は柵を、生き物が外へ逃げないように、あるいは中へ入れないようにするために、土地の境界を形成したもの、と理解するかもしれません。けれども別の人はそれを、粗雑で茶色で先がとがっていて、音の鳴る細長い棒が並んでおり、噛むといくらかその跡を残すもの、と見るかもしれないのです。そしてまたある人は両者の共通した部分に目をやり、それぞれの特徴を次のようにまとめて理解するかもしれません。すなわち、比較的透水しにくい表面を持ち、差し渡し長く、垂直に立てられまた水平に渡されており、空間を横切る比較的平坦な形のもので、けれどもそれとは全く異なる形でその下に広大無限に拡がっている平らな面（つまり地面のこと）に引き込まれるように、あるいはそこから飛び出すようにして立っているものだと……。

文化はその人にまつわる社会システムとも言えます。このことは、単にその人が誰と交際しているのかという意味での社交性《ソーシャル》だけではなく、その人の持つ体系が社会的《ソーシャル》であるということです。

解釈する人間の社会環境には、学習された自己－他者間の相互交流システムを活用することが必要とされるでしょう。そこには、（解釈的）「言語」や（解釈的）「作法・慣例」として知られているものが含まれます。

感覚する人間の社会環境にも、学習された相互交流システムの利用が必要とされるでしょう。そこには（感覚に基づいた）「言語」として知られているものが、肉体に基盤を持つ持たないにかかわらず含まれるのです。感覚する人間は、送り手と受け手との関係性における共振を通じた、感覚に基づく（非悟性的な）共感を、使うことができます。そのとき受け手は送り手に融合して、自らの分離状態を失い、自身の実体《エンティティ》を非融合状態に戻す前に、互いが深く交わる関係性《メカニズム》の一部になるのです。

主に解釈システムに依って生きる人びとは、実際、主に感覚に依っている人間と同じ（地球あるいは万有という意味での）物質世界に住んでいます。けれども両者は互いに異なる知覚的−感覚的そして社会的環境すなわち「文化」に移住したのです。「言語」面で両者がちょうど「バイリンガル」であるように、それぞれ「多重文化的」であることができ、そのことにより必要に応じて諸々の文化環境を行き来することが可能で、一方のシステムの方に他方によりもよく通じている人のために、システム間の通訳をすることも可能です。

感覚に基づいた社会システムは、悟性や言語では推し測ることのできない物事の本性を知るために、境界を越えることにおいて重要になるでしょう。解釈に基づいた社会システムは、主観性（それは損われていない自己意識を必要とします）というものが要求されるときに、その重要性が発揮されることでしょう。

感覚に基づいた知覚作用は、経験された物事の真実の本性の理解や美的価値観が、解釈によって限定されてしまうときに、使用することができるでしょう。一方で、解釈に基づいた知覚作用は、（事物の本性よりもむしろ）目的が考慮されるときにこそ、広範に使用されるでしょう。

すべての人びとがこの両者のシステムを柔軟に使いこなす世界を想像してください。そこでは偽りの自己から生まれた社会癌が幅をきかせることもなく、当たり前に奨励されることもありません。そこでは互いの共振から生まれた本当の共感が、学習された「作法・慣習」や社会に期待された共感行為を演技《パフォーマンス》することと、少なくとも同等の位置を占めるでしょう。このような世界では、人はその分離性をなくす能力を保つでしょうし、ただ誰かと何かのために感じるだけではなく、誰かや何か〈として〉感じるでしょう。

'identitiy'「自己を認知し統合すること」

アイデンティティとは、いかにして私たちが自分自身を他者との関係性の中で認知するかということです。単一言語的で単一文化的な人は、感覚システムの中にいるのか解釈システムの中にいるのかによって、大変異なる自己認知《アイデンティティ》の意識を持つことになるでしょう。

解釈システムは他者との分離を保つように働きますが、その一方で、自己と他者を同時に感覚することができます。自己と他者のこの同時併存感覚こそが、事物であれ生物であれ人間であれ、私たちが自分自身と他人とを比較対照することができるために不可欠なものなのです。主に解釈システムによって生きる人びとにとって、自己認知《アイデンティティ》は重要な概念でありますが、同時にかつ他者から孤立している感情にもつながるのです。

明解に定義づけられた自己認知《アイデンティティ》が不在のところでは、ひとつ、または一連の造り上げられた自己認知《アイデンティティ》にすがることは、ほとんど「当たり前」になるのです。ところがこのような状態にあっても、意識的にであれ無意識的にであれ、人は他者からの孤立感を持つのです。たとえ、他者たちも主に解釈システムに従っているとしてもです。

他者と比較対照する能力《キャパシティ》は、解釈システムによって主に生きる人びとに競争意識を呼び起こします。この競争意識の発達により、人びとは移ろい易く偽りの「尊重」や「達成」の象徴に巻き込まれ易くなるのかもしれません。

解釈システムによって主に生きている人は、自己定義のためのこのような能力《キャパシティ》を持つために特定の体験に自らを限定する傾向もあるのです。すべての生き物と事物に対して同水準で関わることができず、自分たちの移ろい易い状況が時と共に変わるように求められているので孤独と不安に陥り易く、唯一安心できるのは、自分がみなと同じ集団に属し、同じ場面にいる状況を維持することで、そしてそのことを「選択」と呼ぶことです。

主に感覚で生きる人間は、他者の感覚が併存しない〈すべて自己〉の世界か、自己の感覚が併存しない〈すべて他者の感覚〉の世界に住んでいます。このため、感覚人間は孤独という概念を知ることがありません。たとえ人や事物の孤独感に共振して、孤独というものを感覚することがあったとしてもです。競争意識も、それに伴う勝ち負けも存在しないでしょう。

感覚人間は、特定の実体《エンティティ》に、より引き込まれて共振し、喪失と崩壊を知るでしょう。とはいえ彼は、自分の仲間を見つけることで肩を寄せ合い、状況に上手く適応するでしょう。このため感覚人間は、迷える人間存在に感じた共振を、他の存在より人間の方が上だというような階級意識を持ち込むことなしに猫やまた事物にさえも感じた共振と置き換えることができるでしょう。階級意識は、解釈システムを当てにする人びとのためにあるのです。

感覚人間は、相対的に差別や境界を持ちませんが、他者の自己認知《アイデンティティ》にすがるかわりに、彼らの実体《エンティティ》が持つ温かさやエネルギーにすがるでしょう。環境や他の選択肢をとる可能性によっては共振もまた、強迫的で依存的な方向に向かいかねず、その没頭が極端になるときは、機能的損傷を負うことにもなり得るのです。

解釈システムによって生きる人びとの中には、偽りの自己認知《アイデンティティ》に頼っているとき、意識的あるいは無意識的に、虚しさやもろさを感じることがあります。同様に感覚する人間も、自らの実体《エンティティ》が他者と分離した状態に戻るなら、そのことを、他者の感覚に共振するときに感じる温かさや充足感に較べて、はるかに冷たく傷つき易いと感じるので、自己に戻ることは、徐々に魅力的でなくなり、耐え難く、持ちこたえにくくなってゆくのでしょう。その結果、独立した実体《エンティティ》としての自らの身体を通して生きることに対するある意味での拒否になるかもしれません。すなわちエネルギーの次元《レヴェル》、魂の次元《レヴェル》で受肉することを拒むのです。長期に亙《わた》れば、その人の機能的損傷を引き起こします。目に見える悟性的・身体的障害の兆候がなくとも、意思伝達《コミュニケーション》や社会的技術の発達は深刻に阻害され、それらの技術が使われていなかったにせよ結局悟性と身体もやはり、徐々に使用不能になり、その働きを鈍らせ、その発達を止めるでしょう。少なくともある時期、身体を通じて生きてきた人びとにおいてさえ、比較対照する能力が未発達であることは、的確な判断やその的確な判断に基づく個人的な選択が要求される状況にあって、感覚存在を脆弱にするでしょう。

多様な自己認知《アイデンティティ》を得た人びとは、感覚システムと解釈システムを行き来することができ、そして最良の平衡感覚に達することができるでしょう。このような人びとは高い能力を持ち、彼（女）自身の独立を確信していながらそれでいて、援助を求めることができ、分離した存在として社会的交流を探求することができると同時に深く真実なる交感《エムパシー》を持つことが可能で、不安定さや孤独や嗜癖行為に陥る傾向は少ないにもかかわらず、他者のそうした状態を感じ取って対応する力も持ち合わせているのです。

第15章 心霊能力者《サイキック》?

'Psychic'「心霊能力者、霊能者、霊媒」という術語は、様々に異なる反応を呼び起こします。すなわち畏敬の念、疑念、恐怖などです。悟性を基盤にした分析や「誰かの心理を解明する」能力《キャパシティ》と、心霊能力者《サイキック》であることを、混同してしまう人びとがいます。彼らは、願望的思考及び想像力を、直観と混同しているのです。本当は「考える」「信じる」「想像する」「願う」を意味しているのに、つい'sense'「感覚する、感じる」という単語を使ってしまうことが誰にでもあるのです。けれども前者の「考える」「信じる」「想像する」「願う」働きはすべて悟性による働きです。一方、感覚するのは悟性の働きではありません。

真に感覚しているとき人は、偽りの自己とは一切関わりを持ちません。私的な意義づけや相対的な意義づけと結びつく必要も生じません。階級意識の下《もと》で悟性による差別意識を持ち出すこともありません。世俗的なものは、ほとんど破滅的なものに等しく感覚されるのです。

もし本当に悟性や偽りの自己なしに感覚することができる人がいるなら、そのことはある人びとを脅威させるかもしれません。また別の人びとには何か神々しいものを感じさせるかもしれません。なぜなら大多数の人びとが「知ること」を悟性から得ているからです。彼らが何かを理解する手段は大てい、肉体的感覚による直接体験として説明のつくことばかりです。彼らは次のように言います。「あなたがXかYかZをするのを見たので、私はそのことを知った」「誰かがXかYかZをしたというのを読んで、私はそのことを知った」「どのように……であったかを聞けて、私はそのことを知った」……。けれども人びとが感覚から「知ること」を生み出しているとき、そのことは肉体的感覚を経由した悟性体験によって辿ることのできるものではありません。そのことはむしろエネルギーに関することなのです。

人はエネルギーが身体に刻みつけた形式《ボディ・マップドパターン》を感覚し、それに対して反応することができます。そしてその反応が「心霊能力《サイキック》」に見える「知」を、示すのかもしれません。そのようなひとつの例を挙げてみましょう。私が親しい人びとを常に驚かせていたことなのですが、私が出しぬけに電話をすると、――大てい彼らは、私のことを話題に上らせていたか、私に手紙を認《したた》めていたか、私のことを考えていたか、ちょうどそのようなときに当たるのです。他の友人や知人たちに較べ、このような事件の起こる頻度がきわめて高かったことが、そこに何らかの心霊的な出来事が起きているのだと人びとを信じさせることにつながったのです。ある人はこのことを上手く言いまとめました。「ドナに電話をする必要はない。ただ彼女のことを騒がしく考えればよい」。私なら、騒がしく考えるではなく強く感じると言うでしょうけれど。当時の私の心身の「扉という扉」は開いていました。開き過ぎ、開け放し過ぎでした。けれども幸運にも私は、それらの扉の閉め方を学び、そして少なくともそれらの扉を純粋な共振によってではなく、悟性的選択によって開けることを学びました。

心霊的直観のように反応することは、「知ること」がどのようにして起きているのかの説明にはなりません。そのような説明には、意識的な認知力を使った前意識の構造《メカニズム》を読み取る技法《メカニクス》が必要になります。それは自分の夢を聴き取ることに、いくらか似通っています。

私はこのような夢を見ました。私の無意識的悟性は夢を見ているのですが、同時に私の意識的悟性もそこに働いており、それが外部の観察者となり悟性的記憶によってその夢に干渉するのです。眠らぬ悟性は、私の無意識的な夢見る自己を諭し、「私」は本当はそこに住んでいないこと、「私」は本当はその夢に出てくるときの年齢ではないこと、それは本当に起こっているのではないこと、を思い出させるのでした。

このようなことが起きるときは常にそうなのですが、そのように思い出させる者は夢の中の登場人物による思考の範囲内で体験されるのではなく、夢の外にいる者として体験されるのです。おそらくこれらの体験は、私が自らの意識的悟性を使って、自らの前意識や無意識の構造《メカニズム》を説明することのできる理由の一部を為すものなのです。

それではどのようにして、何かを感覚したことについての説明をすればよいのでしょう。私は最近、ある特定の手紙が届くと決まって同じ感覚を持つことがありました。その感覚は手紙の着かない日にはけっして感じませんので、届くかもしれない、という半分ぐらいの期待があったとはいえ、希望的観測と呼ばれるものではありません。それは「思考」の為す技でもありませんでした。というのも、このような多くの出来事について論理的に考えた結果、それらの手紙のうちの一通は届くはずのないものだと思いましたし、それどころか私は自分の感覚を悟性的に疑いもしたからです。私に言えることは、私がある種、身体の測量《ボディ・マッピング》に基づいた共振をしたということであり、その共振は（前意識の水準《レヴェル》にあり、意識的悟性が「読み取る」ことのできるものよりもはるかに複雑なもので）、その手紙が着いたことを意識的に翻訳して感覚に知らせてくれる特定の様式《パターーン》を持っていた、ということです。

私はまたこのようなことを覚えています。何百マイルもかなたに残してきた人のことを感じ取ることに浸って感情が深く慰められたときのことです。その人とは電話での連絡もしていませんでしたし、共通の友人もいませんでした。私は彼が金属的な光沢のある赤い色彩をくれた夢を見たのです。すると間もなく郵便受けに、小さな赤い金属板がひとひら届いていたのです。それはいつも持ち歩いて、彼と共にいると感じられるように、彼が彫刻を施してくれたものでした。そしてまたそのすぐ後に、私はテレビでオリンピックのフィギュアスケートでカタリナ・ヴィットが優勝するのを見ていました。そして表に出ると、乾燥させておいた紫色の野の花を一輪とって封筒に入れ、この友人に送りました。この花が彼の許に届いた同じ週に、私も彼からの手紙を受け取りました。彼もまたテレビで同じスケート選手を見て、私のことを強く思ったのです。彼からの封筒の中には私が摘んだものではない、けれども同じ紫色の花が幾輪かはいっていました。何百マイルも離れていながら、彼は私からの花を受け取る前に、同じ目的で同じ花を摘むように衝《つ》き動かされていました。私たちは互いに共振していたのです。

人びとが心霊能力について考えるとき、しばしば霊的な存在や邪悪な霊との接触・交霊を思い浮かべます。けれども高度の感覚を持っている人とは、エネルギーを送ること、受けること、あるいはその両方のエネルギーに対して開かれている人のことを言うのです。

見、聞き、触れることができるものを感覚するのと全く同様に、目に見えず、耳に聞こえず、手に触れることができないものも感覚することができるのです。このことにより、もはや物質形態の境界内に閉じ込められていない存在実体《エンティティ》のエネルギーは（それが凝集していようと分散していようと）、あたかも物質形態の内に未だ束縛されている（凝集した）エネルギーのパターンと同じように感覚することができるのです。

「悪」もまた、それが物質的な形を持つにしろ持たないにしろ、エネルギーの一形態にしか過ぎません。それは単に、不健康で、否定的で、不快で、澱みがあり、しばしば破壊的に働くエネルギーにしか過ぎないのです。このような型《タイプ》のエネルギーは、エネルギーの境界が開いている人によって、ちょうど「善」なるエネルギー（健康で、肯定的で、快く、澱みなく流れていて、建設的に働くもの）が感覚されるのと同様に、感覚されるのです。

しかしながら私の考えるところでは、感覚する人間は、悟性が統御する解釈システム内に主に住んでいる人びとよりも、「悪」の手に堕ちにくいと思います。特定の「悪」が魂の深みに存在し、ある意味で宿命的であるとはいえ、否定的なエネルギーのほとんどは、解釈の領域内における偽りの自己の貧困さから生まれた精神における癌、霊的癌の産物です。

悪の最たる恐怖は、自分自身の内にある恐怖です。あなた自身の外部においては、あなたが恐怖や誘惑によってその抱擁に取り込まれない限り、悪があなたに危害を加えることはありません。たとえ悪が明るく澱みのない肯定的なものに引きつけられたとしても、暗く澱んだ否定的なものは、あなたが悪を抱え込まない限り、あなたの許に留まることはできないのです。滑り落ちそうな崖の上に、一方的に追い込まれるという状態は、長続きしません。悪がその人の欠点のようにまつわりついて、その人の最善の部分がそれを抱え込んでしまう、というようなことはないのです。ちょうど、部屋の隅に掃かれずに溜まった埃《ほこり》のように、つまり、掃除の行き届いた部屋の隅には埃が溜まらないように、肯定的で澱《よど》みなく流れていて、変化や熟慮された寛容性に満ちた人生には、否定的なものが集まることはないのです。

第16章　なぜ誰も話さないのか

本書をお読みになったあなたは、なぜ人びとが本書で扱っている事柄について語らないのか、不思議に思われたかもしれません。それには多くの理由があります。何かの恐れから書かない、このような事柄を書く習慣がない、などもその理由ですが、私が思うところ、人びとがそれらのことについて語らないだけでなく、おそらく語れない、ごく単純な理由があるのだと思います。

目醒めた潜在意識の悟性として生きる替わりに、解釈システムの獲得と共に生じた意識へ移行するにあたり、古い感覚システムの記憶は徐々に失われてゆきます。悟性は情報を保存し利用する新しい方法を開発し、そのことにより古いシステムは徐々に余計で古臭く未発達な段階として扱われるようになるのです。けれども、昔のものだからと言ってそれが必ずしも無用の長物でなおかつ劣等だというわけではありません。単純さが幼稚でなければならないことはありませんし、同様に複雑さが必ずしも聡明であるとは限らないのです。単純であることはより純粋であることにつながりますし、その純粋さはより高い明晰さや集中度、そして平静と平衡を生み出すのです。

感覚システムが背後に置き去りにされた世界において、解釈システムに移りながら、感覚システムの力学を解明できる人はきわめて少ないのです。このため、感覚システムをわかりやすく言語化する方法は、全くというほど学ばれていないのです。たとえ感覚システムを言語化する方法があったにせよ、大多数の人びとがそのような方法にのっとった説明を読み込むことのできる悟性的構造《スロット》をもはや持たなくなってしまった後に、誰がその説明に耳を傾けようとするでしょうか。彼らの悟性は再初期化されているので、古いディスクを新しいコンピューターで読み取ることはできないのです。

感覚システムを保ち続けたごく少数の人びとが、他の多くの人びとにわかる言葉で感覚システムのことを話さず書かないもうひとつの理由は、恐れです。

感覚システムはこれまで長いこと、心霊占い板《ウィージャ・ボード》、水晶球、手相占い、タロット・カード、そして鬼霊や天使や妖精たちの俗信、それらに現れる諸々の印象《イメージ》に関する言葉によって覆い隠されてきました。感覚システムは「別世界のもの」として描かれているのです。実際には、感覚システムはこの世界にとって、その最も包括論的《ホリスティック》な意味における不可欠で内的に関わる部分です。それは不健全であるどころか、バランスよく統合された方法で使うならば、感覚システムは、多くの人びとの生命力を蝕《むしば》んでいる精神における癌、霊的癌の大半への解決策になり得るのです。「まるでけだもののようだ」と感覚人間であることを恥じる必要はありません。わけのわからない解釈人間になるよりは、少しはよく順応した動物になる方が、より賢明だということではないでしょうか。

以上のことを自分は克服したと思っている人たちがいたとしても、曖昧模糊とした「ニュー・エイジ言語」、鯨や海豚《いるか》療法、先住民文化《ネイティブ・カルチャー》のワーク、水晶《クリスタル》ヒーリングなど幅広く語られる話題は、ある人びとの神経を逆撫でします。大きい魚、衣類もお粗末で貧しい原住民、きれいな石のかけらなどの表面を越えて見ることができずに、多くの人びとはこのような事柄の幾許かに潜在的価値を探求することを拒むのです。

これらの「ニュー・エイジ」的興味の中には、感覚システムを失った後の残り香もあり、しかしそれは、一般の社会から外れたところに今もなお生き延びている習慣です。これらニュー・エイジの経験をいささかも持つことなしに、冒険心を持つ人びとや自らの過去を捨て去ろうとする人びとのみが、より深いものを探求するために、これまで自分にとって大切だったもの親しかったものに費やしてきた一時間でさえ擲《なげう》とうとするのです。

深さへの恐れは、泳げない人びとに限定されたものではありません。支配や知識や浅薄さを抱えた文化では、大多数の人びとは、彼ら自身の失われた文明を探求しようという霊感《インスピレーション》を得ることなどけっしてないのです。

取り戻すためには？

感覚システムの再発見に興味を持つ人びとは、一体どこから始めればよいのでしょうか。

多くの人びとは、瞑想やヨガや太極拳やある種の薬物《ドラッグ》のようなものから始め、通常の状態から波長を外すことによって、感覚システムの波長に合わせようとします。また、マッサージや精油《エッセンシャルオイル》や蝋燭の灯りによるくつろぎ《リラクゼーション》でさえも、心を落ち着け、悟性が感覚を支配している意識状態から抜け出すのに一役買うことができます。

「力《パワー》を持っている」と自称する人を通じて霊的なものを求める人もいます。自分自身は「充分に特別《スペシャル》」ではないとしばしば思い込み、多くの人びとは、自らの裡《うち》にある感覚する能力を再発見するという信念を、悟性の損なうがままにさせてしまうのです。そして自らの技能を発達させずに、霊媒や占い師に相談するのです。

夢は感覚システムの残像を捜し始めるにふさわしい場です。ただしそれには、まず夢の類型《タイプ》の見分け方を学ばなければなりません。多くの夢は、単に悟性の働きです――願望や恐れや葛藤を悟性が上演しているのです。これは物語の始まりと真ん中かもしれませんが、その解決や結末ではありません。潜在意識的悟性も意識的悟性がするのと全く同様に、問いかけを言葉や映像として提示することができるのです。覚醒しているときには、人が意識状態にあればその提示された問いかけは思考と呼ばれますし、前意識状態にあるならそれは白昼夢と呼ばれます。臆病で頑《かたく》なで閉鎖した悟性は、それらの問いかけに対する答えを規定することができますが、それは魂が持っている遠大な知識と導きを無視しています。魂は悟性が想像しうる答えよりも、はるかに広範な知識によって可能な答えを持っているのです。恐れによって支配されていない悟性は、新たな方向性について柔軟です。悟性がそれ自身を越えた知識や影響に対して開かれているなら、そのような悟性は、自分だけでは到ったか到らなかったかもしれぬ答えに、導かれてゆくのがわかるでしょう。その場合にもそれらの答えは、けっして実生活に都合よく見えないかもしれませんし、人が代々受け継いできた人生、慣れ親しんできた人生、造り上げてきた人生にそぐわないかもしれません。もしもそれらの答えが象徴的な形態をとったものとして認知されるとしても、それは魂を招き入れるというよりは、むしろ悟性による支配を手離す修練ができるかという問題です。進むべき正しい方向を捜し求める悟性でさえも、はなはだ高慢に思い上がっているあまり、自分は魂に勝《まさ》っていて自分の支配こそ不可欠であると思っているので、支配を手離して後を魂に託すことができないのです。確かにその潜在能力はあるかもしれません。民俗的習慣や有力メディアの報道に反して、感覚とのつながりを悟性に構築させるということを、おそらく人はしないのです。感覚との統一王国の玉座を設けようとするのであれば、悟性は退位しなければならないのです。

写真や録音による記憶は、個人的相対的な重要度というフィルターを通さずに記録された情報の連続した形態です。これらの「技能」は、何が個人的に重要で取り入れる価値があり、何がそうでないかについて、悟性が指示してきた以前の状態を、象徴的に表現します。写真的記憶はヴィデオカメラのように働き、人は後に自らの頭の中に乗り込んでいって、仮想現実《ヴァーチャル・リアリティ》を見る如くにヴィデオフィルムを再生することができるのです。この再生はちょうど催眠から覚めた後の状態のようで、このとき人は、意識が戻って自分の周囲にあるものを見るというよりは、むしろ悟性の目で見ています。

音声の記憶は録音技術に相当するものです。実際にされた会話や耳にした歌などの録音テープを再生する如くです。走査読《スキャン・リーディング》み取りも、写真的な記憶と同様、フィルターなしの情報です。あるべき示唆の下《もと》で、人は本の一頁の中にある特定の単語を「捜す」訓練をすることができます。前意識的悟性はこうして頁を走査《スキャン》してゆきますが、焦点は目的の単語に絞られます。

共感覚《シネステジア》とは諸感覚の横断《クロスオーバー》です。そこでは触覚や音声が悟性の目に色彩や模様《パターン》を呼び起こし、味覚が特定の形姿を取り、感情が味や匂いを誘発します。共感覚《シネステジア》は諸感覚の統合が定まる以前、味は味、匂いは匂い、音は音、触覚は触覚、視覚は視覚と定まる以前から来たものです。諸感覚の統合による固定は、発達に関わる問題であるだけでなく、自己統合《アイデンティティ》とその強化にも関わる問題です。それは私たちに、固定的に定義づけられた方法で諸感覚を使うよう強制します。

私たちの多くが感覚システムの残像を、ありとあらゆる様相で持っています。けれども私たちはそれらの残像を怖れるか、使い道がわからないか、同じ経験を共有できる人が見つからないか、それとも悟性ばかりを使うことにかまけているかです。けれどももしもあなたが、充分な残像を再発見することができたなら、あなたはそれらを組み合わせ織り合わせることができ、その織物から何かすばらしいものを作り出せるばかりか、大変有用なものさえ作り得るのです。

社会の仕組《メカニクス》みにおける諸問題

理想を言えば、感覚システムにも解釈システムにも同じように熟達していて、かついつなんどきにも必要に応じて両者の変換ができることなのかもしれません。けれども、その構造がほとんどすべて解釈システムの基盤の上に成り立っている世界で感覚システムに頼ることは、そのような感覚システムへの依存がおしなべて社会の仕組み《メカニクス》の諸問題を引き起こすことになるのです。

たとえば、もしも人びとが見かけを越えて実在を見ることが当たり前になり、衣で被ったり隠したりしているものがわかってしまうなら、服飾等の流行《ファッション》などはどうなってしまうでしょう。

あらゆる商業的形態をとる流行《ファッション》に左右されるだけでなく、体制迎合的なものの見方にも左右される商売《ビジネス》は、みなどうなってしまうでしょう。感覚システムに熟達している人びとは、物事のきわめて微かな違いをも感覚することができます。彼らは感覚された内容に対し、体制迎合主義者が保持する善悪や有益無益の理念によって無批判に反応するのではなく、体験内容と体験者との間、体験内容と動機づけられた追求目的との間に適合が感じられるかどうかによって反応するのです。体制迎合的なものの見方なしでは、現在知られているような経済制度は感覚システムの柔軟性に脅かされて、たぶん存続できないでしょう。白か黒かの社会性によって作り上げられた、体制迎合的な悟性の現実の上に成り立つ社会構造もまた、同様に脅かされるでしょう。これらは正に、私たちがどのように交流し、何を優先し、どう順位づけ、そして割り振るかについて、統括する構造なのです。これらの社会構造の中には、政治、教育、法律、マスメディア、家族制度、社会的階級制度、年齢、性別《ジェンダー》、性的傾向、文化、人種が含まれています。解釈による政策は、人や物事の可能性を限定し、創造性の息の根を止める手助けをし、そのかわり人びとを操作し易くするでしょう。

見かけを越えて感覚し、そしてその感覚能力が自明の如くに長けていることは、現在大多数の人びとが（薬物《ドラッグ》やアルコールの助けなしには）解釈行為を遮断することができないのと同じように、この感覚する能力《キャパシティ》を遮断することができない、という意味なのです。現在、定着し構造化した偏見や差別に社会が悩まされているように、感覚システムによる無構造化、柔軟さ、受け入れ易さもまたこの社会を悩ませるでしょうか。もしもこうした偏見や差別の構造化によって創り上げられた障壁《バリア》が吹き倒され、もはや必要とされなくなるなら、この競争社会の基盤に何が起こるでしょう。いつの日かこのような感覚システムによる無構造化、柔軟さ、受け入れ易さも、既存の社会から抜け出すためのひとつの新しい形になり得るのでしょうか。

翻訳の諸問題

ひとつのシステムを使う人と別のシステムを使う人との間における解釈の諸問題は、ちょうど二カ国語圏や複合文化圏でそれが現実問題になっているのと同じように、生じます。

大変単純で日常的な例を挙げてみましょう。二人の人が風呂場にいます。入浴の後ひとりがふわふわのタオルを取りましたが、その人はそのタオルという対象を純粋に感覚する形態としてのみ知覚するとします。その瞬間タオルの使用を解釈するのとは無関係に、タオルの純粋な感覚体験に到り、タオルで彼（女）自身をくるむという感覚内容の中にあり、タオルの一部と化すなら、タオルは解釈されることがないでしょう。さてもうひとりは、解釈システムを使って尋ねるでしょう。「なぜ自分自身をくるんでいるのですか」。同じシステムを使っての二カ国語とは異なり、感覚と解釈を直接翻訳することはできません。感覚システムにとってははなはだ不適切である言語の領域に立ち入らずに、どのようにして上のような行為は誤解されずに伝わるでしょうか。感覚システム内で解釈は存在する余地も妥当性もないにもかかわらず、解釈システムに従うなら、返答しないというのは無礼なことになるのです。感覚する人は、そこに誤解が生じていると見るや、その誤解を説明によってただそうとはせず相手にタオルで触れること、すなわち感覚体験を共有することによって誤解を解こうとするでしょう。ところが解釈システムを使っている人は、相手が返答もしないほど無礼な態度を見せていることが全く理解できず、それどころかともすると相手のこのような態度を、ある種の奇妙で思いもよらない性的誘惑だと決めつけかねないでしょう。けれども感覚システムによるなら、タオルの感覚体験を共有する行為を通じて、既に返答はされたことになるのです。たとえすべての人びとが両方のシステムに熟達している社会があったとしても、社会は二極化し、どちらかのシステムに自己を同一化《アイデンティファイ》し、より高い価値を置き、より深く依存することで、人びとが分裂することもあり得るでしょう。

優越と傲慢

人びとが感覚システムを再発見し、それに熟達するようになったときに、よくよく思案しなければならないもうひとつの問題は、人間が木々やけだものなど自分たち以外の実体存在《エンティティ》に対して抱いている現今の優越感情です。

これらの存在ともしも融合することができるなら、人は「それらの存在として」外的にではなく内的に体験するでしょう。悟性によって駆り立てられた優越感は、不安定な基盤の上に建設されているのです。自分たちが常に上から見下している存在よりも、人間は感覚というもうひとつの「英知」、誤りに陥りにくい「英知」においてより劣ってしまったという自覚は、もしかすると少しは、自己の存在危機《アイデンティティ・クライシス》をもたらすかもしれません。私たちはどのような目で、私たちの愛玩動物《ペット》や観葉植物や愛好する品々を見るようになるのでしょうか。更には私たちが所有していると思い込んでいるそれら囚われの自由行為者に対する「私たちのものである」という体験自体について、一体どのような目で見るようになるのでしょうか。そして私たちが生存の危機や自らの境界が揺らぐような場合を除いては、はるかにその英知において劣っていて、感覚システムに熟達しているそれら諸々の存在がその英知に勝《まさ》っているということを私たちは自覚して、所有物だと見なしている動植物等の価値について、しっかり考え直さなければならないのではないでしょうか。

「正常」「現実」「人間らしさ」

事物が外側からのみ体験され、内側にはいって体験されることはない、という断定がもはやされなくなった暁には、知覚的そして社会的現実について持つ私たちの理念全体は修正されるでしょう。

死と生についての理念全体は、自分が他のすべての実体存在《エンティティ》から分離しているという理念、自分の身体に閉じこめられているという理念に基づいています。もしも私たちの存在の境界線が悟性や身体の範囲ではなく意志の働く範囲で決められるように移行するなら、生命と死に関する私たちの価値観と恐れはどのように変わるでしょうか。私たちは、ある人びとが生存中の自分の身体の中に留まっていないこと、また別の人びとが既に死を迎えるずっと以前に身体を捨てて出てゆくことを、見るようになるのでしょうか。生命は大切なものであり、死は怖れるべきものであるという価値観や、地獄よりの救済を約束する諸宗教には、一体何が起きるでしょう。もしも神の体験が、万物の絶対的平等と万物への帰属や共感の感覚、融合体験、そしてもはや自分が分離しているという孤独感の消滅であるのなら、このような体験を死を迎える前に既に持てた人びとにとって、上述したような諸宗教は一体何を提供してくれるものなのでしょうか。感覚システムから来る帰属感や平等感や共感的感情移入から人が切り離された状態になったとき、何とも謎めいて名づけられた「神」の体験から切り離されてしまうのはおそらく真実でしょう。にもかかわらず人間どもは彼らの悟性の賢さを自慢し続けるのです。人間どもが動物のことを指して、魂がないと言うとき、おそらく彼ら自身がもはや悟性と魂の区別がつかなくなっているのか、あるいは敢えてその区別をしないのか、あるいはおそらく区別をつけることが単にますますかつてないほど不都合になっているということなのでしょう。

第17章　想　像

解釈なしの世界では、私たちはより動物のようになるでしょう。けれども感覚の欠落した世界では、私たちは徐々に、よほど動物以下になってゆくのです。

解釈の世界にありながら、動物や植物はおそらく、陰陽を保ち、感覚システムを保持するために、正直さや謙虚さ、そして優れた平衡感覚を持ち、また神の恩寵を受けることができるでしょう。おそらく人間以外の実体存在は、人間の価値を証明する必要がないのです。しかし人間は、万物に偏在する「神」の価値を証す必要があるのです。

おそらく万物に偏在する「神」とは、私たちが互いに分離しておらずつながりあっている場のこと、他者の平衡が損なわれることがある意味で自らを損なうことになる場です。砂の一粒一粒は、徐々にしかし確実に砂丘を創造し、そして地滑りを起こすでしょう。もしも人間が解釈の現実に偏り過ぎずに「偉大」という言葉の価値を見出すことができるなら、人間もまた偉大なものになり得るでしょう。(1)

私たちは不自由な存在ですが、私たちはそのことを知らないのです。不自由であることを知ることがこの自由への道の始まりです。名人が自らを実は初心者であったと認めるには、大変な強さが必要です。敢えて自らの弱さを曝《さら》し他の存在との融合のために、自分を解放するには、大きな勇気が要るのです。悟性と悟性による学習を排して、純粋な意志のみによって導かれるには、桁違いの技能が必要です。自己防衛や階級意識や優越感の頑《かたく》なさを手放す謙虚さを充分に持つためには、偉大な個人であることが求められます。外部者としての知覚から、これまで「異なる」ものとしていた諸々の存在の中に、自分は帰属していたのだとわかるためには、果敢な冒険者であることが不可欠なのです。

多くの人びとは異なるものに対して恐れるのであり、恐れこそが頑《かたく》なさを生み出す原因です。体験から忌避《きひ》することは成長から忌避することです。それは停滞することです。それは人生における死です。異物や異邦人を排除しようとする人間(2)は、私たちの間にそして私たち全員の内に存在しています。それに対してはまず、私たちの中に「異邦人《エイリアン》」が存在しているのだということを受け入れることから始めるのがたぶんよいでしょう。私の忠告は、まずそのことに親しみ慣れること、です。

訳　註

まえがき

（1）以下の三著作の邦訳はそれぞれ、『自閉症だったわたしへ』『自閉症だったわたしへⅡ』『ドナの結婚』の題名で新潮社より出版されている。

（2）*Nobody Nowhere*, Times / Doubleday

（3）*Somebody Somewhere*, Times / Doubleday

（4）*Like Color To The Blind*, Times

（5）*Autism; An Inside- Out Approach*, Jessica Kingsley Publishers

（6）*Not Just Anything*, Future Education

（7）identity ラテン語の idem からで、原義は同一。すなわち「自己」という意識を「自分」という存在に同化させる働きで、ゆえに「自己統合」などと訳す。以後本書に頻出する。

（8）原語は mind 物事を知的に理解し解釈する働き・能力。ドイツ哲学の Verstand にあたる言葉で、よく使われる「心」という邦訳はふさわしくない。以降全編に亙り、sense 感覚する、will 意志、soul 魂などに対峙するものとして頻出する。

序

（1） feeling　気持ち、感じること。feelings 感情と区別した。しかし本書の中での文脈では feeling も感情と訳した方が適切であると思われるところもあった。

（2） feel　気持ち、感じ、感触。

（3） 自らのことを「私」と意識する働き。悟性の活動する場としての自己。

第1章　起　源

（1） 原語は realm 王権の及ぶ範囲→領域とも訳すが、著者の詩的・文学的表現にふさわしく王国とした。たとえば両システムのいずれかが玉座を取る、退位する、等の表現が見られる。

（2） literal　文字によって表現し、また名まえをつけ、以後その表現や名まえ、またそれらの逐語的解釈にこだわること。感覚システムから悟性システムへ移る第一段階として、以降頻出する。

（3） identify, identification...　悟性の働きにより、自分の存在を概念的に認知すること。つまり自らと特定の概念内容を同一化する。identity 同様、しばしば類似した文脈の中に登場する。「認知」「主体的認知」などと訳す。

第2章　私は誰？

（1） preconsciousness　フロイトに始まる心理学・精神分析学の用語。無意識から引き出される夢のような意識。

以降、自閉症の人びとの持つ意識状態を説明するものとして頻出する。

第3章 「社会性」の本質

（1） 原語は hierarchy（ドイツ語 Hierarchie、ラテン語 hierarchia、ギリシア語 hieros 聖なる＋archein 治める）。カトリック教会での「司祭の階級区分」。二世紀ごろ、旧約聖書からの伝統として用いられた。しかしそれ以前既に、半伝説上の人物でパウロの弟子と言われる Dionysios Areopagita（研究者によっては Pseudo Dionysios 偽ディオニュージオスとも）の著書“hierarchia”によって「天使の位階」として確立、以降諸々の神秘主義に「天使論」として取り入れられる。今日では一般社会における階級や上下関係を意味する術語としても使われている。

（2） 幻肢。次章訳註（8）参照。

（3） post-hypnotic state　催眠後の未だ意識が完全に戻っていない前意識的状態。

（4） being formalised　顕在化・形式化する。form 形式・形態という表現は、悟性以前の感覚世界においても使われている。ただし、感覚システムにおける形態とは、純粋に形や状態のこと。たとえば玩具の用途ではなくその形のこと、櫛の用途ではなくその形状のこと、を指す。一方悟性世界における形式とは約束事のこと。つまり玩具の形ではなく用途のこと、特定の使われ方や遊ぶ上でのルールなどのことであり、櫛の形ではなく髪を梳《す》くという使用上の常識のことである。

（5） demi-gods　自己の建設という創造に携わる意味で、神（ただし半神）という表現を使ったものと思われる。

（6） Thomas Stearns Eliot（1888-1965）イギリスの詩人、評論家。米国生まれ。一九四八年にノーベル文学賞受賞。代表作に詩“The Waste Land”（荒地）一九二二年、詩劇“The Cocktail Party”（カクテルパーティー）一九五〇年、他。教養と伝統を重んじる様式は Eliotian エリオット主義者、Eliotic エリオット的な、などの語が造り出されるほどであった。

第4章　何もないものみな

（1）　pattern　事物を感覚する際の諸要素、またその感覚内容及びその一定さや繰り返し顕れる様。固さ、繊細さ、匂い、味、色彩、音の響きなど。

（2）　自閉症を始めとする「心の保護を求める子どもたち」の身体離脱体験は、著者も含めた治療教育者の内の一部の間では知られていることである。すなわち、子どもたちと私たちの間に深い信頼関係が結ばれた場合（ドナは「安全だと感じることのできる人びとや場所へ」と表現している）、子どもらの魂が、たとえば彼らの睡眠中に私たちの許を訪れる、ということである。拙著『隠された子どもの叡知』第二章「回想」8、ゲッツ・Kに詳述してあるので参照されたい。

（3）　ここではI「私」とMe「わたし」を微妙に使い分けている。すなわちI「私」はより包括的な概念であり、感覚システムの中で働いているときも、悟性システムの中で働いているときもI「私」と呼ぶ。それどころかI「私」は悟性システムによって偽りの自己 false self（訳註5参照）にもなり得る。しかしMe「わたし」はより限定的な概念であり、感覚システムの中のみで働く意志としての自己存在である。それは個の裡《うち》における原初的な本質・本性である。

（4）　emotion　feelingsよりも深い流れ。よってfeelingsを「感情」と訳し、emotionは感情の動き、情緒、またはルビをふって感情《エモーション》とする。

（5）　false self　悟性の働きや解釈システムの中で便宜上でっち上げられ、存在の本質に根ざさない自分。以降文脈により「疑似自己」「虚偽自己」「似非自己」などとも訳す。

（6） Clive Baker　Liverpool, Merseyside, England. 一九五二年生まれ。リヴァプール大学哲学科卒。劇作家、小説家。『血の本』（1984）全六巻二十三編が恐怖小説処女作。また、『ヘルレイザー』『キャンディマン』などが映画化される。ヴァイオレンス・映像・セックスを重視した、「スプラッタ・パンク」と呼ばれるモダン・ホラー作家群登場の先駆けともなった。九十年代頃からはファンタジー小説に転身した。

（7） Stephen King　Portland, Maine, U.S.A. 一九四七年生まれ。メイン州立大学卒。高校教師、ボイラーマンなどの傍ら恐怖小説を執筆。出世作は『キャリー』（1974）。その他『シャイニング』（1977）『グリーンマイル』（1996）など多くのベスト・セラーを生み出し、モダン・ホラーの第一人者と目されるようになる。また、それらの作品の多くが映画化されている。

（8） phantom limb　医学用語。手術等で切断した手足が術後も未だ存在しているように感じること。しばしば phantom limb pain 幻肢痛を伴う。本文二七頁でも触れられている。

（9） map, mapping, body mapping　悟性の発達する以前の意志に直結した「影の感覚」'shadow senses'、「非物質的・非肉体的感覚」'non-physical senses' による働き。悟性により制御された五感を使わずに、対象物の形状・性質・機能・目的等を精密に測りまた写像し、更にはその対象物に刻まれている記憶のようなものまで読み取ること。「共振」'resonance' と同義的に、あるいはその働きのひとつとして用いられる。以降文脈により、「測量」「写像」「精密な刻印」「精密な描写」などと訳す。

（10） energy　生命を営む力。精気。東洋医学の「気」、インド哲学の prana、神智学の生命体に相当すると思われる。

（11） allergy　独語の Allergie 過剰抗体反応。花粉・ハウスダスト・猫の毛や卵・乳製品・大豆など、特定の物質によって抗体が体内にでき、ぜんそく・発疹・呼吸困難などの過剰反応を起こす。転じて、自分が不得意としている事物に対する心身の拒否反応も指す。

(12) savant　原義は碩学。'idiot savant'「白痴天才」または'savant syndrome'「サヴァン症候群」と呼ばれる。一般社会の尺度における知的発達に何らかの問題を抱える一方で、芸術や学問の特定あるいは諸々の領域において希有の才能を示すこと。またその人。

(13) edgeは「際だち」の他「刃」「刃先」「縁（ふち・へり）」「角」などと訳しうる。この術語は第6章で大きく取り上げられる。

第5章　感覚の成り立ち《メカニクス》

(1) incarnationをinとcarnationに分けて洒落た。

(2) Webster's dictionary　米国の著述家Noah Websterによって編集された。*An American dictionary of the English Language*, 1828に始まる、米国英語辞典の代表・代名詞的存在。

(3) idea　ギリシア哲学（特にプラトン）のideaドイツ哲学のIdeeに当たる。類語に原像・神像など。本文中のルビはギリシア語から「イデア」とした。

(4) spiritualist　一般的には「精神主義者」の訳でよいと思われるが、著者がイギリスに在住しており、当国で盛んなspiritualism「心霊主義」の影響も否定できないので、「心霊主義者」と訳すべきかもしれない。

(5) late developers「発達遅滞」developmental differences「発達異常」developmentally disabled「発達不能」――これらの差別的専門用語は、差別意識が直接的に表現されているという意味では、「白痴」や「片輪」よりはるかにひどく、それが日本語では漢語的学術的表現に覆い隠されているだけいっそう始末に悪い。著者はゴッホに対してaffected developmentally「発達における何らかの影響」という、注意深い表現を使っている。専門用語を使う立場にある者たちの自覚を求めたく思う。

（6） retarded「遅滞」disturbed「障害」crazy「狂気」sensorily impaired「感覚の損傷」。前訳註（5）を参照。

第6章　共振について

（1） Attention Deficit Disorder　多く多動性（そこに感情的原因のあるなしにかかわらず身体が無意識・無差別、そしてしばしば乱暴に動いてしまうこと）を伴うので、'Attention Deficit Hyperactive Disorder'「注意欠陥多動性障害」としてまとめられることもある。

（2） ゲーテ抒情詩の名作『至福のあくがれ』は、この主題を見事に朗っている。"Selige Sehnsucht" Johann Wolfgang von Goethe

（3） peripheral perception　名称や意味や意義など、事物の内容に悟性的・直接的に迫るのではなく、一見瑣末的に見える、事物の形態面を感覚・知覚することで、間接的に、しかし正確に、事物の本質に到る。

（4） edge 自体は「縁《ふち》」のほかに「縁《へり》」「先」「角」「刃（先）」「際立ち」「鋭敏さ」「鋭利さ」などと訳すことができる。ここでは最も包括的に使用できるものとして「縁《ふち》」を選んだ。「縁《ふち》」とは他者または外界との境界線であり、また他者や外界を（鋭敏に）感じ取る感覚的（あるいは超感覚的）知覚作用を指している。著者自身の言葉を借りれば、本章一〇七頁に「この感覚はその生物の精神的感覚、あるいはその生物が外界との境域に有するエネルギーによる外界との関係性について言っている……」という記述がある。更には一一〇頁に、「……縁の要点、あるいは魂の要点は何か……」と述べられているので、著者が「縁」を「魂」や「意志」と同義的に見ていることが推測される。

（5） clown　イタリアで発達した「道化」は元々、陽気で愚か者の存在であった。しかし後、特にフランスやイギリスで変容・発達し、「憂鬱で皮肉屋の道化」が加わった。その「皮肉」は「鋭利」で才気煥発である。ここに人の心のメランコリアな近代化へ向かう予兆が感じられる。後者の「道化」の代表的なものに、シェイクスピアの『十二夜』に登場する道化師「フェステ」がある。

(6) 本文では 'charismatic'「カリスマ的な」、原形は名詞の 'charisma' で、周囲を信服させる非凡な統率力や人格を指し、神や精霊からの恩寵として特定の個人に与えられると考えられていた。日本語では、似非宗教指導者の教祖的洗脳力や、昨今ではメディアに祭り上げられる一職種中の人気者（カリスマ美容師など）に使われるが、本来はきわめて神聖な言葉で、欧米では（少なくともドイツ語圏では）現在でも、最大級の賛辞として用いられる。

(7) Avalon　ケルト伝説。重傷のアーサー王が運ばれた島。現在の Somerset 州の Glastonbury であると言われている。

第11章　戯《ざ》れ言と理念

(1) 自閉症の子どもたちの、いわゆる「こだわり行動」の謎の少なくともひとつがここで明かされたことになる。すなわちそれらが「無意味な繰り返し」や、「感覚を楽しんでいるだけ」なのではなく、感覚システムの中における対象（物）を認知し理解するための「精密な測量《マッピング》」であるということが……。

(2) 自閉症を始めとする「心の保護を求める子どもたち」の中に見られる飲食時の言動から、彼らが明らかに「食べる」ことと「味わう」ことを別個に体験していることがわかる。言語等による「美味しい」という表現が、実際に食物を口に入れる入れないにかかわらず、されるのである。

第13章　文化交流を越えて

(1) co-dependency　co＝共　dependency＝依存。ある人間関係に捕われ、そこから逃れられない状態。家庭内等で、既にアルコールや麻薬などの依存症患者がいるとき、当該家庭等の他の成員が自らの問題を隠すためにその依存症者の存在を無意識的に利用することなど。

（2）この段落と次段落の始めの一文は、著者の汎神論を表わしている。

第14章　多様性

（1）Makaton Vocabulary　マカトン語彙は、伝達・学習における何らかの障害を持っている人びとが、話しまた書くための記号表現方法。英国で二十年来使われ、現在は四十カ国以上に拡がっている。

第17章　想像

（1）第13章訳註（2）と同様、著者の汎神論が述べられている。

（2）Xenophobe(s)　ゼノフォーブ、外国人嫌い、外国人恐怖症者。ギリシア語源、xeno クセノ、未知なるもの＋phobos フォボス、恐れ。

文中装画

i・九七・九九・二三七頁　「青い丘」に通う子どもたちの絵。墨は完全な黒でなく、その微妙な色合いは子どもの心にかえって豊かな色彩体験を呼び起こす。

訳者解説

Ⅰ　本書の伝えるところ

著者ドナ・ウィリアムズ（以降著者、あるいはドナ、と表記）は、全篇を通じて、人間が生きるにあたって使う二つのシステム、すなわち〈感覚システム〉と〈解釈＝悟性システム〉（悟性については後述）について語っている。

〈感覚システム〉とは、人が生まれおちたときからしばらくの間（またはごく僅かの期間）優勢を保ち、事物を純粋に感覚で捕える在り方である。

生まれたての赤子や、未だ言葉を話さない乳児が薔薇《ばら》の花を見たとき、その子はその花を「薔薇である」とは認識しない、思わない。彼はただそこに、赤い花と緑の葉や茎と棘《とげ》を見、それらを、その形や色から推測して「赤である」「花である」「緑である」「葉である」「茎である」「棘である」と認識することをしないのである。その花の香りを嗅《か》いで「いい香り」を感じることはあっても、それが「薔薇の花の香り」であるとは判断しない。そして手を伸ばしすべすべした花弁やざらざらした葉、そして鋭い刺激を与える棘に触れてその「感触」を感じ、更にはそれらを口の中に入れて花の「甘み」や葉の「苦み」を感じるかもしれない。けれどもそれらが果たして「すべすべしていた」「ざらざらしていた」「トゲトゲして痛かった」「甘かった」「苦かった」と振り返ることは、しないのである。

さて翌日、赤子は別の場所で同じような薔薇を見た。もちろん彼はそれを薔薇とは思わない。けれどももしもそのとき、微かにでも、

「これは昨日見た花と同じ花だ」

「これは昨日見た色、形、匂いと同じものだ」

「すべすべした花を再び触りたい。甘かった花弁を再び味わいたい」

「痛いから棘には触れないようにしよう」

などと思うなら、彼の裡《うち》には既に「記憶」が形成され、その「記憶」によって二つの花が同じものである、あるいは似ている、という判断が下されたのである。ここに人の〈解釈システム〉は始まる。

〈解釈システム〉はその働きを始めるやいなや、〈感覚システム〉に干渉しその邪魔をしそれをないがしろにする。そして事物を解釈し判断する。その解釈と判断の元には「感覚すること」が不可欠であったにもかかわらず〈解釈システム〉は〈感覚システム〉を尊重せず、かえってそれを統御し支配し、それどころか亡きものにしようとさえする。

「これは薔薇です」と親や教師や学者が言うなら、白薔薇であろうが造花であろうが絵に描かれたも

のであろうが、それはもう何と言おうと薔薇に違いないのであり、それに反論して、

「これは赤ではなく白だ」

「これはプラスチックだ」

「これはカンバスと額と絵の具だ」

と言っても始まらないし、第一この反論すら既に〈解釈システム〉によって為されているのである。〈感覚システム〉には反論も賛同も許されていないのだ。

こうして事物とその形容には〈名まえ〉が付けられた。〈解釈システム〉の始まりであるこの認識行為を著者は'literal'と呼ぶ。'literal'は字句、字義などと訳されるようだが、本書では以上のような文脈から「名まえ」「名称付け」「文字による表現」などと訳することにした。

ところで〈解釈システム〉は、事物に名まえを付けることだけで終わらない。

薔薇を見て人はただ薔薇だと思うだけではない。

「この薔薇はいい薔薇だ」

「きっと高いな」

「床の間に置くより玄関に飾った方が相応しいな」

「ゲーテの詩に出てくるな」

「ゴッホが描いたのはひまわりだったな」

「もう薔薇について考えるのはやめよう、仕事中だから……」

などと、ありとあらゆる思いを巡らす。この思い、思考は、〈解釈システム〉によって様々な働きを表している。すなわち、順列や位階《ヒエラルキー》を定め、価値を判断し、関連する記憶を呼び起こし、ひとつの行為に集中するため他の行為を押し留める、等々。〈解釈システム〉によるこれらの働きを著者は'significance'〈意義付け〉〈重要性〉と呼んだ。こうして人間の生活、家族や社会の生活に、慣習や常識、社会通念が生まれる。

「一輪の赤い薔薇が捧げられれば、それは愛の象徴である」
「薔薇の栽培はオランダで盛んだ」
「仏壇には薔薇より菊が相応しい」
「今度の結婚式のスピーチではシェイクスピアの『リチャードⅢ世』の時代背景にある薔薇戦争について語ろう」
「それは知識のひけらかしでしょ」
「結婚式に戦争の話とはいかがなものか」

……こうして人はその成長過程において、そして人類はその進化と歴史において、〈解釈システム〉を重要視して複雑化し、〈感覚システム〉を根絶やしにしてきた。

ところがここに、生まれたときの〈感覚〉を大人になっても持ち続け、〈解釈〉を使わないか、使えない人びとが登場する。彼らは世の常識に照らし合わせ、「障害」「遅滞」「異常」「弱者」「変人」などと名付けられ、その「障害」を取り除こう、その「遅滞」から回復させよう、その「異常」であることを取り上げて解明しよう、「弱者」ゆえに守ろう、「変人」ゆえに避けよう、などと判断される。けれども〈自閉症〉を始めとする、特別な心身の状態を有する人びとは、必ずしもそれらの矯正や訓練を望んでいないどころか、それらによって深く傷つけられることさえある。自らの存在基盤である〈感覚〉が〈解釈〉によって著しく浸食され動揺させられるからだ。

それどころか著者は、〈感覚システム〉を失っていない〈自閉症〉の人びとの在り方こそが、社会を荒廃から救い、その再生へと向かわせる道標《みちしるべ》になると示唆している。もちろん世の中全てが〈自閉症〉になりなさい、というのではない。〈感覚〉と〈解釈〉の両システムを調和させまたバランスよく使い分けられることが社会生活の真の豊かさにつながり、その実現に最も重要な役割を果たすのが芸術行為であると指摘する。この意味で、いわゆる〈健常者〉と〈自閉症〉とのあるべき関係は、「教え教えられる」「助け助けられる」上下関係ではない。それは〈感覚システム〉における事物との〈融合〉〈共振〉にも比せられる「触れ合い」「学び合い」「慈しみ合い」である。

Ⅱ　訳語について

まず本書における最重要最頻出の術語のひとつ mind を〈悟性〉とした。日本語の〈悟性〉は日常会話で使われる言葉ではない理解しにくい単語である。一方英語では日常でも繁く使われる。mind は、「まえがき」訳註8でも述べたように、よく「心」と訳されるが、それはこの単語の持つ「頭脳による知的な解釈能力」という意味を表現するにあまり相応しくない。また、他の翻訳物で使われる「理性」

や「知性」も、少なくとも本書に関しては適切とは思われなかった。私の言語感覚では、「理性」や「知性」には肯定的な響きがある。しかし本書での mind はしばしば、人間が存在する上での重要な働きである sence 感覚に対立し、その働きを歪め鈍らせるものとして使われるので、かえって普段耳にしない〈悟性〉という、先入感のはいりにくい訳語にした。

因みに〈悟性〉と〈解釈〉はほぼ同義に使われていて、〈解釈システム〉は〈悟性システム〉とも言い換えられている。昨今、英単語の多くは「マインド」もそうであるように、そのままカタカナ化されて使われている。「パワー」や「プライド」などは言うに及ばず、昨今のコンピュータ社会では、その用語であるフォーマットやデータベースなども普通に日本語として異和感が持たれなくなりつつある。外来語とはそもそもそのようなものであるかもしれないが、本書では現在「外来語」になりかけている言葉、ある職種や環境にある人びとにとっては自明であっても、それ以外の人には必ずしも意味が明らかであると限らないものは、和語にするか、あるいはそれにルビを振って理解できるように試みた。接近《アクセス》、消化《プロセス》、陳列《ディスプレイ》、や、先述のコンピュータ用語、初期化《フォーマット》する、情報基地《データベース》などである。さすがにコンピュータを電子計算機《コンピュータ》とはしなかったが……。

日本語として馴じみの薄い表現やドナ自身による造語にもルビを振って助けとした。実体《エンティティ》、感情移入《エムパシー》、変自己《メタ・セルフ》、半神《デミ・ゴッド》、疑似感情《プソイド・エモーション》などである。

訳註にも記したが、〈悟性〉や〈感覚〉に並んで重要で頻出する〈感情〉の取り扱いにも苦慮した。feel, feeling は「感じ」「感じること」「気持ち」、feelings は「感情」、emotion は「感情」「情緒」である。しかしfeelingを文脈上どうしても「感情」と解さざるを得ないところも数カ所あった。

Ⅲ　訳出について

訳者は翻訳が専門ではない。そこで、ドナの出身と同じオーストラリア人で、自閉症の姉を持つ友人、Danaë Killianに通読してもらって不明の部分を相談した。それから、東京大学で受け持った治療教育のクラスで、その分野に強い興味を持ち極めて優秀でもあった、シンガポールよりの留学生で英語を母国語にするTracy Chang Zulinにまえがきから第五章までの校正《プルーフ・リーディング》をお願いした。

二〇〇八年秋になり、本書の出版が再び現実味を帯びるにあたり、できるだけ正確な翻訳であることを目的に、後半の第八章から第十七章の校正を、札幌市在住のサイコセラピストで、米国での研鑽～施術体験も豊富な藤原千枝子氏に依頼、また全篇を通しての翻訳上の技術的アドヴァイスを、曖昧な箇所の英日文の引き合わせも含めて、英文学の翻訳で知られる三輪えり花氏にして頂いた。

これらの人びとの、時間と労力を惜しまない温かい気持ちと協力がなければ本書の訳出は成し遂げられなかったのである。ここに深く頭を垂れる。

もしも私が本書の訳者になった意味が何かしらあるとすれば、それは日々自閉症を始めとする「心の保護を求める子どもたち」と共に学ぶ日々を過ごしているからであり、その場において何よりも芸術行為というものの大切さを思い知らされているからであろう。著者が「まえがき」の最後にも書いている通り、芸術は悟性だけでなく感覚をも表現し、悟性によって閉じられた扉を開けることができ、そして良書とは必ず芸術的な要素を含む豊かな魂を持っているからである。——その意味で原書が良書であることに疑いはなく、それを良書のままに残せるのか、つまり翻訳書としても芸術性を持ち続けることができるのかが、訳者にとっての最重要の課題であった。

Ⅳ ドナ・ウィリアムズの文体・文章

ドナ・ウィリアムズを扱った他の訳者たちが言うようには、私は原著書の文章を「難解である」と感じなかった。というより英語の文章は、新聞・雑誌であろうと小説であろうと私にはそもそもみな「難解」なので、本書からはそのような散文の持つ「難解さ」よりも、詩や戯曲の持つ「美しさ」を感じた、と言うべきなのかもしれない。それはリズムの美しさであり、言葉を選ぶ繊細さだった。私はかつて一九七〇年代の後半に米国で、ニーチェの『善悪の彼岸』の英訳書を読んだことがある。他の哲学者の文章に苦しんでいた私にとってニーチェは、それが独逸語から英語への翻訳であったにもかかわらず、自然に身体の内側へ心の内へと流れ込んで染み渡った。

後年一九八〇年代後半に、私はスイスのゲーテ記念館付属演劇学校《ゲーテアヌム》で、再びニーチェに遭遇した。それはこよなく美しくそして哀しい詩であった。私はその美しさと哀しみに「共振」した。

鴉《からす》どもが叫ぶ
そして風を唸らせ街へ向かう

雪も間近
未だ故郷を持つ者に幸いあれ！

今やおまえはこわばりたたずむ
振り返り　あゝ何と永きときよ！　と嘆くのだ
冬の訪れに合わせてこの世界へ逃げこんだ
おまえの愚かしさよ

世界は無明
押し黙る冷たい幾千もの砂漠のように
おまえの失ったものを
堰《せ》き止めてくれるものなどありはしない

今やおまえは青白くたたずむ
冬の放浪を呪いながら
紫煙《しえん》のように
冷たい天へと昇り続ける

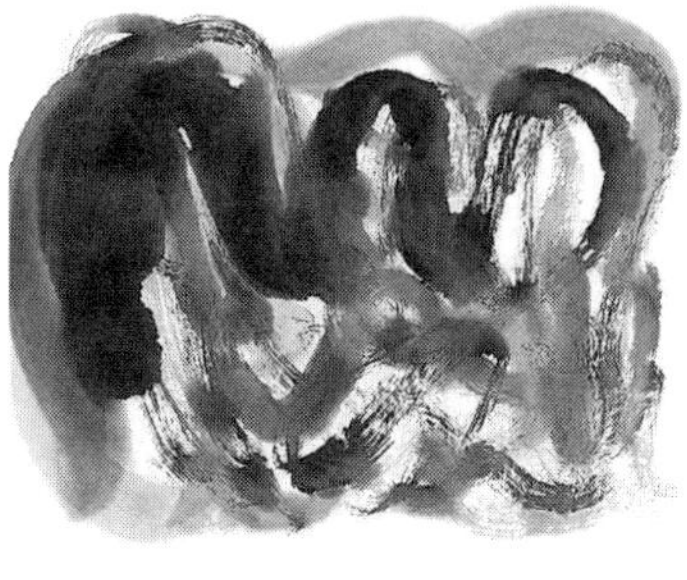

飛び立て鳥よ　そしてがなれよ
おまえの唄を荒野《あれの》の調べに乗せながら！
そして隠せよ愚かな鳥よ
傷つき血潮溢れる胸を　凍てつく空の高みへと

鴉どもが叫ぶ
そして風を唸らせ街へ向かう
雪も間近
故郷を持たない者に禍《わざわ》いあれ！

『孤独』フリードリッヒ・ニーチェ 1844～1900

それから再び十年余りの年月が過ぎ、私はニーチェに感じた美しいリズムと響きの深みを久しぶりに想い出すこととなった。本著作との出会いである。

ドナの文章の表面にはニーチェのような悲嘆は感じられないし、それどころか未来の人類の生き方と社会を提案する大変肯定的・積極的な筆調である。にもかかわらず行間には存在の苦悩が立ち籠《こ》めている。

そのことはしかし、彼女がどれほどの不安と苦しみを乗り越えて、自らの在り方に全く矛盾する「知的な自己表現」であるところの執筆と出版に「身を委ねた」かを知れば（五四～五五頁参照）、いくらかは推測できるかもしれない。

彼女がピンク色のビリヤードボールと共振し（二二頁）、巨大なシャンデリアに「神と溶け合う」ような体験を呼び醒まされ（一〇頁）、キラキラ光る緑色の定規の縁《へり》に融合して光惚感を得る（六一頁）とき、それは彼女にとって至福であると同時に、あるいはその至福がその浄福感が深ければ深いほど、そこから現実に引き戻されたときの味気なく、その荒涼・茫漠・乾枯《かんこ》たる思いは、私たちの想像を絶するものがあるだろう。面白い小説や興奮する映画が終わった後のあの空虚さなど比べものにならない、その幾百幾千倍の空虚さを彼女、そして多くの自閉症の人たちは、日々体験しているのである。

その表現が、彼女の実体験に根ざし、かつ「ニーチェ的」な意味において詩的・哲学的に結晶した文章の例をひとつ掲げてみよう（六一～六二頁）。

……成人した後、私は「私と同じような」人と共に、ある晩のこと静かに歩いておりました。そのとき無風の風とでもいうようなものが私の中を吹き抜けてゆくのを感じ、総毛が逆立ちました。その男性にも同時に同じことが起こり、私たちは立ち止まって見つめ合いました。彼は私に「君は本物？」と尋ね、たった今私が彼の中を歩いて通り抜けたようだと言いました。そのとき私は催眠状態にありましたので、自分の身体を入念に調《スキャンし》べて実際そこにあるのかどうかを確かめなければなりませんでした。おそらく私は先述の品々ともこのような体験を分かち合っていたのでしょう。ただしその男性とは違って、品物は、私の無意識的－無意図的身体離脱体験を自分たちがどう体験したか、私に語ることができなかったのです。

そこで私は、どれほど豊かな知識もどれほど重要な事実も一切付け加える必要のない深い熟知を、感覚することをとおして、確立することができたのです。

「風が通り抜け合う体験」――便宜上このように言っておこう。この体験に類するものを、多分ドナのそれよりはずっと浅いものではあろうが、私も幾度か自閉症の子どもたちとの間でしたことがある。それは正に「無風の風が通り抜け合う」もので、それはいずれも彼らがパニックを起こしたり、情緒的に不安定になったとき、私自身も自らの感情を洗いざらい見せる（見せざるを得ない）ことを通じて、そこに精神的真空のような、宇宙の闇のような場ができ、その中で両者の融合と共振が体験されるものである。そしてこのような、彼らの生涯に一度限りの「事件」が起きた後、この子らとの間には深く揺るぎない信頼関係が確立される。

V　ドナの思想

魂が地上に受肉し、かつその魂が肉体の中に必ずしも安楽ではなく（六八頁）、いつかは大いなる帰属感の存在するところへ還る（三七頁）という考えは、キリスト教成立前後の地中海沿岸地方に顕われたグノーシス主義的汎神論の思想に近い。そして魂を「意志」と呼び、「意志」を生きる根源の力《フォース》とした点でもニーチェの哲学と通じ合う。

　ただし彼女の独自性は、人がその生存中にも、つまり死を待たなくとも、「魂＝意志」を取り戻し自由にすることができると、私たち読者を励ましていることだ。自閉症の人びとの持つ、悟性の欠落や脆弱による苦しみ、その魂の悲哀は、かえって人類の新しい可能性なのであり、著者と本書は私たちに生死の叡智を手解《てほど》き、その実践の道を進む後押しをしてくれる。

Ⅵ　おわりに

訳出は、編集部との話し合いの上で、二〇〇二年の四月に始められた。

本書の内容に衝撃を受けた私は、その感動と発見を共有したいと、私の信頼する友人たちに声をかけて講読会を始めた。北海道の精神科医、千葉の定時制高校の教員、国立《くにたち》在住の哲学者、京都の立命館や東京の青山学院など、諸大学で教育や医療・福祉などを研究し、また講義する碩学たちである。

　そして翌二〇〇三年からは、私の主宰する研究所「青い丘」の公開講座として本書の解説を始め、右記の講読会が除々に引き継がれる形となった。この講座は月に一度ぐらいのペースで今も土曜夜に行われている。Ⅲに紹介した翻訳協力者とともに、これらの講読会や講座に参加された人びととの語らいや議論も、本書訳出作業の大きな励ましになったことを言い添えておきたい。

　そしてそもそも、本出版を御提案くださった誠信書房の前社主柴田淑子氏と同編集部の松山由理子氏、そして滞っていた出版計画を最終的に実現まで導いてくださった現社主の柴田敏樹氏に深い感謝の意を表するものである。

時代は自閉症を始めとする「心の保護を求める子どもたち」の心を脅えさせ、その繊細さを見ない、気づかない、知ろうとしない流れからなかなか脱することができない。本書に込められたドナの想いが少しでも世に伝わり、教育と芸術の新たな夜明けが訪れることを望んで止まない。

ニーチェとの出会いから三十年余り
二〇〇九年二月十一日
品川の「青い丘」新學舎にて　川手鷹彦

訳者紹介

川手　鷹彦（かわて　たかひこ）

演出家。言語テラポイト。

1957年　東京生まれ。

1989年　スイスの「ゲーテアヌム演劇学校」卒業後，ゲーテアヌム舞台アンサンブル加入。

1991年　ドイツの治療教育施設「ハウス・アーリルド」で，自閉症・ダウン症・非行等の子どもの藝術教育・言語テラピーに携わる。

1993年　帰国。藝術・言語テラピー研究所「青い丘」設立。

1996年　母と子の学びの場「まるめろの木」開設。

2000年～法務省保護局の依頼による演劇プロジェクト「オイディプス王」を総指揮，演出するなど各地で少年少女のための演劇塾を展開。

2001年　沖縄に治療教育研究所「うーじぬふぁー」設立。

2002年　東京で心の保護を求める子どもの専門クラス「蝶の羽」開始。

現　在　藝術・言語テラピー研究所「青い丘」（〒141-0001 東京都品川区北品川6-5-3）および「青い丘」治療教育研究所うーじぬふぁー（〒901-1301 沖縄県島尻郡与那原町上与那原 363-4）主宰。

著　書　『子どものこころが潤う生活』『隠された子どもの叡知』『心の傷を担う子どもたち――次代への治療教育と藝術論』（中村雄二郎と共著）『イルカとライオン――自閉症，ADHD，不登校など八つの事例』，以上，誠信書房，『講座・生命　第5巻』中村雄二郎・木村敏監修（分担執筆）河合文化教育研究所

翻訳協力者

藤原　千枝子（ふじわら　ちえこ）

2002年　カリフォルニア統合学研究所カウンセリング心理学修士号取得

現　在　プレマカウンセリングルーム主宰

心理セラピスト（臨床心理士）

三輪　えり花（みわ　えりか）

1990年　英国ロンドン大学大学院演劇科修士号取得

現　在　舞台演出家・俳優・翻訳家・脚本家

東京芸術大学，新国立劇場バレエ研修所他講師

ドナ・ウィリアムズ
自閉症《じへいしょう》という体験《たいけん》
——失《うしな》われた感覚《かんかく》を持《も》つ人《ひと》びと

2009年3月30日　第1刷発行
2009年6月30日　第2刷発行

訳　者　川手鷹彦
発行者　柴田敏樹
印刷者　日岐浩和

発行所　株式会社　誠信書房
〠112-0012　東京都文京区大塚3-20-6
電話　03(3946)5666
http://www.seishinshobo.co.jp/

中央印刷　イマヰ製本所

Printed in Japan
ISBN 978-4-414-30418-3　C1011

子どものこころが潤う生活

ISBN978-4-414-20211-3

川手鷹彦著

バリ島で魔女ランダの舞を舞う著者はまた，ドイツの施設で自閉症やダウン症の子どもたちと寝食をともにする優れた教育者でもある。本書は，本来日本の伝統に存在していた家庭教育の素晴らしさを語り，それを沖縄やバリ島の優れた文化に照らし合わせながら，現代の教育に大きな示唆を与えてくれる。

目　次

四六判上製　定価(本体2000円＋税)

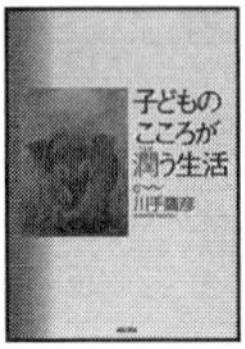

隠された子どもの叡知

北ドイツの治療教育施設での記録

ISBN978-4-414-40343-5

川手鷹彦著

バルト海の近くの美しい森に囲まれた治療施設で，自閉症・ダウン症・非行の子どもや若者たちと，芸術教育・言語セラピーを施す著者との瑞々しい心のふれあい，学びあいの記録。ゲーテやシラー，日本の「耳なし芳一」など東西の優れた詩や物語を素材に，子どもたちの心にまどろむ叡知を呼び醒ます。

目　次

四六判上製　定価(本体2350円＋税)

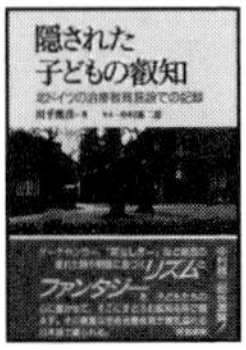